图解 中医养生 书系

TUJIE ZHONGYI YANGSHENG SHUXI

白话通解(速查) 精解、注释、白话等纵向深入，最适合中国人的调心养身健康方案。

图解 针灸养生法

（上有各种手法，下有诸科治疗）

贵在理论与实践相结合的医学宝典

● 阐针灸治疗之内蕴，展针灸医学之宏图。
● 不老传统，全新时尚，化繁为简，自我诊疗。
● 千年智慧，神奇疗效！

李 杰
王信惠 ◎编著

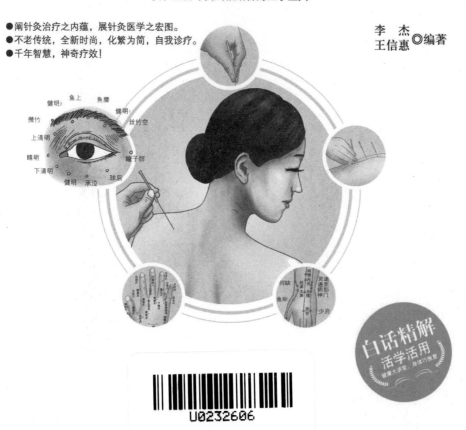

长江出版传媒

湖北科学技术出版社

图书在版编目（ＣＩＰ）数据

图解针灸养生法 / 李杰编著 . -- 武汉 : 湖北科学
技术出版社 , 2014.12
（图解中医疗法系列）
ISBN 978-7-5352-7438-0

Ⅰ . ①图… Ⅱ . ①李… Ⅲ . ①针灸疗法—图解 Ⅳ .
① R245-64

中国版本图书馆 CIP 数据核字 (2014) 第 311462 号

| 策　　划：刘　玲 | 责任校对：蒋　静　张波军 |
| 责任编辑：刘　玲　李大林 | 封面设计：宋双成　王　梅 |

出版发行：湖北科学技术出版社　　　　　电话：027-87679468
地　　址：武汉市雄楚大街 268 号　　　　邮编：430070
　　　　　（湖北出版文化城 B 座 13-14 层）
网　　址：http : //www.hbstp.com.cn
排版设计：文贤阁

印　　刷：北京威远印刷有限公司　　　　　邮编：101116

787 × 1092　1/16　　　　　　　　　　250 千字　16 印张
2015 年 4 月第 1 版　　　　　　　　　2015 年 4 月第 1 次印刷
　　　　　　　　　　　　　　　　　　　定价：36.00 元

经络是人体气血运行的通路，内属于脏腑，外布于全身，将各个组织、器官联结起来，成为一个有机的整体。正确认识和理解人体经络图，是经络养生、经络保健、经络疗法的先决条件。

针灸（针法和灸法）是中国传统医学的重要组成部分，它通过对一定经络、腧穴进行刺激，从而达到治疗疾病的目的。中医在临床上首先要找到致病的原因，辨别疾病的性质，确定病变所属经脉，之后辨明它属于表里、寒热、虚实中的哪一类型，然后进行相应的配穴处方，确定方案并进行治疗。

《图解针灸养生法》主要是对针灸起源、经络发现、腧穴密码、刺法灸法、乐活针灸、针灸与女人、经络按摩、针道无疆、养生物语等方面进行详解，通过仔细学习，你将会踏上针灸养生的神奇之旅。

这同样是一本献给广大中医爱好者的科普读物。从两千多年前扁鹊治疗虢太子"尸厥病"开始，针灸这种古老的治疗方法已经为中华儿女的健康做出了巨大贡献，是历史遗留下来的宝贵遗产。

本书图文并茂，详尽解析了中医的针灸疗法，不仅能让读者了解这种神奇的治病方法，也可以辅助读者在专业医师指导下进行实际操作。

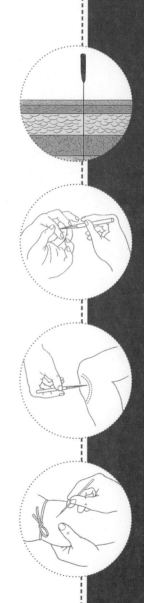

目录

图解针灸养生法

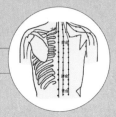
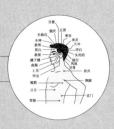
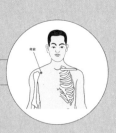
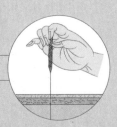

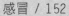

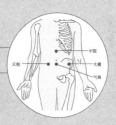

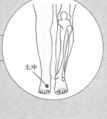

图
解
针
灸
养
生
法

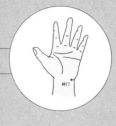

第八章 痛症治疗 / 231

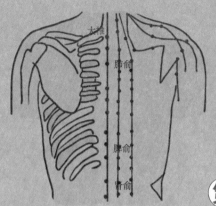

第一章 针灸的概述

在东方医学中，针灸是一个很重要的组成部分，由"针"和"灸"构成。针灸的内容包括针灸理论、腧穴、针灸技术以及相关器具，在形成、应用和发展的过程中，具有鲜明的汉民族文化与地域特征，是随着汉民族文化和科学传统的不断发展而逐渐产生的宝贵遗产。

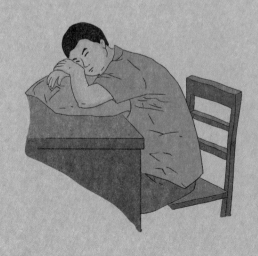

一、针灸的诞生

灸疗是我国劳动人民经过长时期的实践探索总结出来的，并不是个人的主观想象。更具体地说，灸疗就是古代劳动人民在懂得用火后，不断在同自然界衰老、疾病、不利因素等斗争中取得的宝贵经验。在原始社会，人类祖先在利用火进行取暖或是对食物进行烘烤的过程中发生了灼伤，意外发现身上原有的病痛消除、减轻了。因此，人类祖先便开始用火烧灼治疗更多的疾病，这就是灸疗的起源。

二、针灸的发展

灸疗被越来越广泛地应用到人们的生活实践中。1973 年，在湖南长沙马王堆西汉墓出土的医籍帛书中，考古工作者发现了《阴阳十一脉灸经》和《足臂十一脉灸经》两本书，作为现在已知的最早的经脉学和灸疗学专著，其描述了经脉的循行部位、所主疾病及灸法所宜等。

早期

在最早的一本经典医籍《素问·异法方宜论》中也记载了和灸法相关的内容："北方者，天地所闭藏之域也，其地高陵居，风寒冰冽，其民乐野处而乳食，脏寒生满病，其治宜灸。"

《灵枢·经脉篇》说："陷下则灸之。"《灵枢·官能》还说："阴阳皆虚，火自当之。"这就证明灸疗在当时也是普遍流行的，应用同样很广泛。同时，还指出了灸疗的产生同寒冷、生活习俗、发病特点都有着密切的联系，对于灸疗适用于某些原因所引起的疾病，有了一个初步的认识。此外，书中还描述了施灸顺序、剂量、补泻等，对灸疗的发展起到了一定的促进作用。

春秋	一直到春秋战国时期，出现了以"灸攻针达"治病的医生。《左传》一书中记载有鲁成公十年（前581年），晋景公得病，宴请秦国的医缓诊治，医缓说："疾不可也，病在肓之上，膏之下，攻之不可，达之不及。"
战国	《孟子·离娄篇》言："犹七年之病，求三年之艾。""丘所谓无病自灸也。"可见灸疗在当时也已经有了一定的影响力。 社会的不断进步和发展，使得灸疗也在不断地发展，很多擅长灸疗的著名医者以及关于灸疗的理论和著作不断出现。
东汉末年	医圣张仲景在《伤寒论》中就阐述了灸疗的禁忌证和某些疾病的灸疗方法。
魏晋	曹翕所著的《曹氏灸方》是最早的灸疗学专著。
东晋	葛洪所著之《肘后备急方》，注重灸疗急救及霍乱吐痢等的灸治，他的妻子鲍姑在当时也是一位名医，医术精湛，特别擅长灸疗，而且能做到因地制宜，就地取材，如采用广州盛产的红脚艾灸治赘疣等顽固性疾病，取得了显著的疗效。
唐	孙思邈在《千金要方》中记载了用竹筒及苇筒塞入耳内，在筒口施灸以治疗耳疾，这是利用器械灸的最早记载。
宋	闻人耆年的《备急灸法》认为："仓促救人者，唯灼艾为第一。"
宋	窦材所著《扁鹊心书》是记载以灸法治疗临床各种疾病的医学专著，书中取关元、气海、中脘等常用灸穴，以达到延年益寿的目的。
清	吴谦等著《医宗金鉴·刺灸心法要诀》一书，在总结前人刺灸经验的基础上，采用歌诀的形式概括了刺灸的内容，为以后人们的学习和记诵提供了方便，同时灸疗也得到了进一步的发展。

> 针
> 灸

> 养
> 生

灸疗的发展呈现一种渐进式，经历了各个年代，并不断地趋向完善。《千金要方》还提出了"非灸不精"的学术思想，力倡针灸并用。王执中所著《针灸资生经》以及宋·庄绰编著的《膏肓腧穴灸法》、西方子的《西方子明堂灸法》等，形成了不同的针灸流派，丰富了灸疗的内容。另有王焘的《外台秘要》、高武的《针灸聚英》、杨继洲的《针灸大成》、李学川的《针灸逢源》、汪机的《针灸问对》、吴亦鼎的《神灸经论》、崔知悌的《骨蒸病灸方》等学术著作，无一不注重灸疗，促进了灸疗的不断完善。

灸疗的发展既体现在相关著作和实践上，又体现在施灸所用的材料上。对于取材方面，在灸疗初步定形以后，大多采用艾施灸，也出现了用药末与艾绒混合制成的艾卷熏熨的"雷火神针"、"太乙神针"等，有用灯芯草蘸油点火在患者皮肤上直接烧灼的"灯火灸"，还有用硫黄、灯芯草、桃枝、桑枝、黄蜡、药锭等施灸的。灸疗操作变得越来越丰富，有温和灸、雀啄灸、回旋灸、温针灸等，还有从触皮肤灸发展到隔物灸、温灸、器灸等。

总之，灸疗在形成后就得到了越来越广泛的应用和发展。这一过程凝结了广大劳动人民的聪明、才智，是实践与理论交替锤炼的产物。目前，灸疗已具备了完整的理论体系和广泛的实用价值，并将在人类的健康事业中发挥更大的作用，为实现世界卫生组织提出的 21 世纪"人人享有健康"的目标做出贡献。

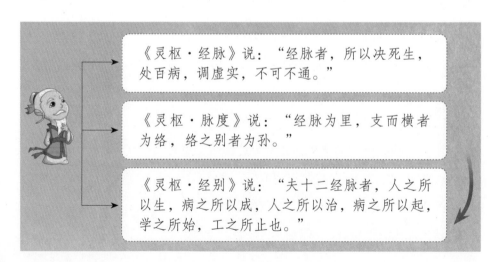

《灵枢·经脉》说："经脉者，所以决死生，处百病，调虚实，不可不通。"

《灵枢·脉度》说："经脉为里，支而横者为络，络之别者为孙。"

《灵枢·经别》说："夫十二经脉者，人之所以生，病之所以成，人之所以治，病之所以起，学之所始，工之所止也。"

三、针灸的特点

灸疗作为中医学的一部分，与其他医疗治病的方法一样具有防治疾病的功效，同时作为中医的一大特色疗法，也具有本身独特的性能，针灸的特点主要有以下几个方面。

● 应用广泛

从较早的灸疗著作《西方子明堂灸法》及庄绰的《膏肓腧穴灸法》两书中可以看出，灸疗已有了非常广泛的应用范围，艾灸被广泛地应用在内科、外科、妇科、儿科、五官科等疾病的治疗中。灸疗和针刺相互配合运用，其所用的是不同的材料，但是灸法中大多数腧穴灸治适应证是和针刺法相同的，有的疗效甚至比针刺法还好，运用范围也比针刺法广，即针刺能治的某些病症灸疗同样能治，针刺不能治的某些病症灸疗也能治。对于某些热证也能用灸疗。比如，灸大陵穴治"热病烦心，心闷而汗不出，头痛，身热如火"，灸劳宫穴治"热病"等。而且，灸疗还具有较多的材料和器具，如桃枝、桑枝、药锭和温灸器等，其应用范围也越来越广，治疗方面的广泛性为防病保健提供了基础，此外，也为不同年龄和体质的患者提供了方便。

● 简廉安全

灸疗的功效是确切的，且其具有便于取材、制作简单方便，治疗费用自然低廉的特点。同时，其防病保健之功效能阻止或减少疾病的发生或稳定病情或缩短治疗时间，皆可降低医疗费用。灸疗作为一种外治法，主要作用于体表，是一种非侵入性治疗，在灸疗过程中，患者不会产生疼痛感，使患者不用求救于"苦口良药"也能把病治好，而且，灸疗不具有晕针、折针的危险。灸疗外用于体表部位，减少了药物的毒性作用，也避免了因针具消毒不严所导致的其他医源性感染。

● **功效特殊**

灸疗功效的特殊性在于其调动了经络的功用，发挥了腧穴的特性，增添了所用灸材的药效以及熏烤的温热作用。通过全身的经络，内通脏腑，内连肢节，无所不及，扶正祛邪，强身健体。

● **种类多样**

灸疗的种类非常多，运用灵活、方便筛选，能够得到较好的疗效。其多样性体现在灸材的多样性与操作方法的多样性等上面，尤其是多种药物与不同的穴位结合运用更丰富了灸疗的内涵。药、穴的结合运用，经常会出现意料之外的效果，发展前景非常好。

四、针灸的机理

针灸作为我国传统医学的组成部分之一，在我国医学中，是一种既古老又独特的医疗方法。灸疗和其他方法是相同的，都是在我国医学的基本理论指导下，根据脏腑、经络、阴阳五行等进行辨证论治的。它是利用艾或某种易燃材料和某种药物，在穴位上烧灼、熏熨和巾敷，使其产生温热性或化学性刺激，通过经络穴位的作用而达到治病的目的。

灸法的特点

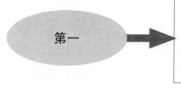

第一 ➡ 应用范围广泛，能治多种病症。灸法可单纯使用，也可与针刺或药物配合应用，所以，其具有非常广的治病范围。对于多种慢性疾病和急性病症都有很好的治疗效果。

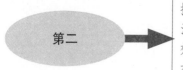

第二 ➡ 操作方法多种多样，有利于提高疗效。在临床治疗中，可供选择的余地较多，若一法治疗无效，则可选用别的方法，按辨证施灸的原则，有利于提高治疗效果。

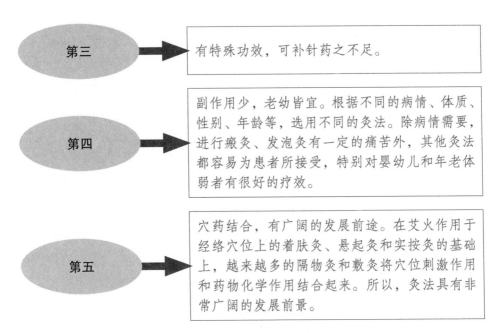

第三	有特殊功效，可补针药之不足。
第四	副作用少，老幼皆宜。根据不同的病情、体质、性别、年龄等，选用不同的灸法。除病情需要，进行瘢灸、发泡灸有一定的痛苦外，其他灸法都容易为患者所接受，特别对婴幼儿和年老体弱者有很好的疗效。
第五	穴药结合，有广阔的发展前途。在艾火作用于经络穴位上的着肤灸、悬起灸和实按灸的基础上，越来越多的隔物灸和敷灸将穴位刺激作用和药物化学作用结合起来。所以，灸法具有非常广阔的发展前景。

除此之外，针刺有调和阴阳、扶正祛邪、疏通经络三大作用。

● 调和阴阳

中医学认为，人体在正常情况下，保持着阴阳相对平衡的状态，如果人体的阴阳平衡被某种或多种因素打破，就会出现很多疾病。针刺最重要的就是能够根据不同病变的症候来调节机体的阴阳，使阴阳保持平衡。

● 扶正祛邪

扶正，就是增强机体抗病能力；祛邪，就是祛除导致疾病的因素。疾病发生、发展的过程，也就是正气与邪气相互斗争的过程。疾病是由于人体抗病能力处于相对劣势，致病因素处于相对优势而造成的。当生病后，机体依旧会不断地产生相应的抗病能力同致病因素做斗争。假如邪气被正气打败，那么邪气就会消散，恢复健康。反之，则会导致疾病恶化。因此，扶正祛邪也就成了保证疾病趋向好转的基本条件。针刺治病防病，就在于发挥它扶正祛邪的作用。

● **疏通经络**

　　人体的经络将内部的脏腑同外部的各种组织、器官，联系成为一个有机的整体，使人体各部的功能保持相对的协调和平衡。疾病的发生、发展与经络和脏腑也是密切联系的。针刺治病，就是根据经络与脏腑在生理病理上相互联系、相互影响的道理，在有关腧穴部位上进行针刺，来实现疏通经络，治疗疾病的目的。

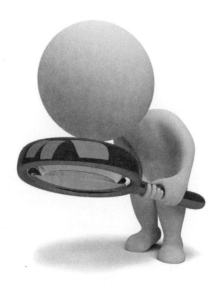

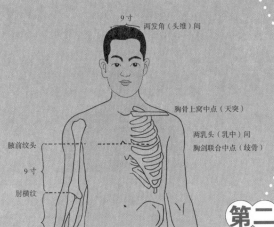

9寸 —— 两发角（头维）间

胸骨上窝中点（天突）

两乳头（乳中）间
胸剑联合中点（歧骨）

腋前纹头

9寸

肘横纹

第二章 经络与腧穴

中医将经络称为运行气血、联系脏腑和体表及全身各部的通道，同时也是人体功能的调控系统。

腧穴，就是通常说的穴位，指人体经络线上特殊的点区部位，中医可以通过针灸或者推拿、点按、艾灸刺激相应的经络点治疗疾病，也叫穴、穴道。

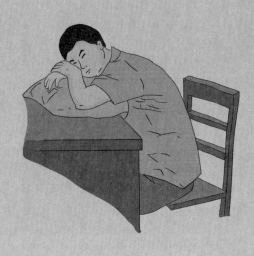

一、经络的分类与功能

经络作为人体运行气血的通路，具有内联脏腑、外络肢节、沟通四肢百骸、连系五官九窍，把机体连成一个整体，调和阴阳、渗灌气血、濡养全身、充实营卫、防御外邪的作用。

"经"是经络的主干，所谓"直行者经"；"络"是经络的分支，所谓"支而横者为络"；最小的细络，称作"孙络"，"络之别者为孙"，"不知其季"，数量亿万，无所不在，为渗灌气血、抗御外邪、传变疾病的初始部位。经络的实质，通过研究证明与神经、血管有关。

经络系统概分为三个层级，分类详如下图。

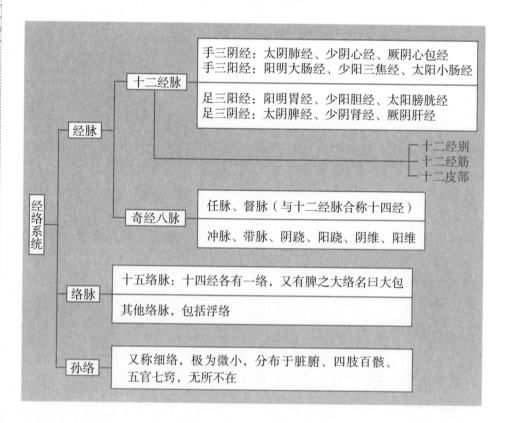

二、腧穴的分类与功能

腧穴是脏腑经络之气输注出入之所，是针灸、推拿、拔罐等的施治点，又是某些疾病的反应点。《内经》所谓"脉气所发""神气之所游行出入"之处，它既能通过经络与脏腑、器官、组织相通，又能反映其生理或病理变化。

腧穴的名称均有一定意义，了解其意义有助于记忆其部位与功能。

以解剖部位命名	完骨在乳突后下方凹陷处；大椎在隆椎棘突下；乳中在乳头中央；曲骨在耻骨联合上缘中点；会阴在前阴与肛门之间；肩髃在肩端；腕骨在腕后等。
以生理功能命名	气海为一身气之所汇；血海为一身血之所汇；三阴交为足三阴经之所汇；阴交为任脉、冲脉、肾经之所汇等。
以治疗作用命名	睛明、光明、瞳子髎有治疗眼病的作用；听宫、听会、耳门有治疗耳疾的作用；水分、水道、漏谷有治疗水肿、小便不利等作用；风池、风府、风门有治疗风病的作用；神门、魂门、魄户有治疗神志病的作用；肺俞、心俞、肝俞、脾俞、大肠俞、小肠俞等背俞穴有治疗脏腑病的作用。
以天体命名	日月、上星、太乙、太阳等。
以地貌命名	承山、大陵、商丘、前谷、后溪、水沟、经渠等。
以生物拟象命名	犊鼻、鸠尾、攒竹等。
以人文景物命名	玉堂、志室、库房、膺窗、关门、气户、天枢、地仓、肩井、华盖、大钟等。

针灸

养生

腧穴的治疗

近治功能
如瞳子髎、攒竹、睛明、承泣、球后之治疗眼病；耳门、听宫、听会之治疗耳疾；上脘、中脘、下脘、天枢、建里、梁门、大横之治疗腹疾等，均长于治疗腧穴所在邻近部位的疾病。

远治功能
如合谷长于治疗头面部疾病和热证；足三里长于治疗消化系统疾病和虚证；百会穴长于治疗脱肛、子宫脱垂等。它们不但能治邻近部位的疾病，而且对远隔部位或全身有调整作用。

特殊功能
如刺人中能治疗休克，提高血压，加速苏醒；灸关元可以治疗脱证；灸至阴可以矫正胎位等。必须指出，不管腧穴实现哪种功效，都需要在辨病与辨证、取法、处方、治法、手法上下苦功。

腧穴一般分为经穴、经外穴、阿是穴和微针穴四类。

● 经穴

经穴为属于十四经的穴位，分布于十四经的循行路线上，它不但能治疗本经病症，还可治疗其他经络脏腑的相关疾病。其中大多是经过临床实践考验成熟的腧穴。

● 经外穴

经外穴亦称奇穴或"经外奇穴"，不属于十四经，它不仅可以分布在十四经以外，还可以分布在十四经循行路线上。其主治多较单纯，常某穴专治某病，有主治特异性。在腧穴发展中，其具有重要的意义，常见经穴是由经外穴转化而来。

● 阿是穴

阿是穴亦称"天应穴"、"不定穴"，是根据"以痛为腧"的原则而定的。

这类穴位，医家没有给出具体名称，而在局部压痛、敏感、快感、酸麻胀感等特殊感应明显之点取穴施治。多属邻近取穴之类。

● 微针穴

微针穴包括头针、耳针等微刺系统的穴位。

● 特定穴

在十四经腧穴中，某些穴位具有特殊治疗作用，据此给以特定的名称，它们具有相类的功能。主要有以下几类。

五输穴

五输穴指十二经肘、膝关节以下的井、荥、输、经、合五个特定穴，原出《灵枢·九针十二原》，谓"所出为井，所溜为荥，所注为输，所行为经，所入为合"。井穴多位于手足之端，似水流的源头，为经气所出之处，长于治疗神昏高热等；荥穴多位于掌指或跖趾关节远端，似水流之初聚，为经气流注之处，长于治疗热病等；输穴多位于掌指、跖趾关节的近端，似水流渐大渐深，为经气深注之处，长于治疗身重、关节痛；经穴多位于腕踝关节之上，似水流畅行无阻，为脉气正盛通行经过之处，长于治疗喘咳、寒热等证；合穴多位于肘、膝关节附近，似水流汇入江河，为经气进出脏腑之处，长于治疗脏腑疾病。十二经脉的五输穴见下表。

十二经脉		井（木）	荥（火）	输（土）	经（金）	合（水）	备注
六阴经	肺（金）	少商	鱼际	太渊	经渠	尺泽	★井穴多用于治神昏
	肾（水）	涌泉	然谷	太溪	复溜	阴谷	★荥穴多用于治热病
	肝（木）	大敦	行间	太冲	中封	曲泉	★输穴多用于治肢节酸痛
	心（火）	少冲	少府	神门	灵道	少海	★经穴多用于治咽喉病
	脾（土）	隐白	大都	太白	商丘	阴陵泉	★合穴多用于治胃肠病
	心包（相火）	中冲	劳宫	大陵	间使	曲泽	
六阳经	大肠（金）	商阳	二间	三间	阳溪	曲池	
	膀胱（水）	至阴	足通谷	束骨	昆仑	委中	
	胆（木）	足窍阴	侠溪	足临泣	阳辅	阳陵泉	
	小肠（火）	少泽	前谷	后溪	阳谷	小海	
	胃（土）	厉兑	内庭	陷谷	解溪	足三里	
	三焦（相火）	关冲	液门	中渚	支沟	天井	

原穴

十二经脉在腕踝附近各有一本经脏腑原气通过与留止之所，称为"十二原"，即原穴。阴经的原穴与五输穴的输穴相同，阳经则别有所指。通过原穴可以调整五脏六腑，故《难经》说："五脏六腑之有病者，皆取其原也。"十二经脉的原穴见下表。

经脉	原穴名称		
手三阴经	太渊（肺）	大陵（心包）	神门（心）
手三阳经	合谷（大肠）	阳池（三焦）	腕骨（小肠）
足三阳经	冲阳（胃）	丘墟（胆）	京骨（膀胱）
足三阴经	太白（脾）	太冲（肝）	太溪（肾）

络穴

络穴是经脉别出之处，十二经脉的络穴，具有联络表里两经的作用；任督二脉及脾之大络可以调整躯干腹背胸胁部气血。由于"一络通二经"，所以经常用来治疗相表里两经之疾病。临床亦常用原络配穴。十五络穴见下表。

络脉	络穴名称	部位与分布	备注
手太阴之络	列　缺	腕上寸半，别走阳明	★络穴能沟通相表里的两经，能治表里两经的病症
手厥阴之络	内　关	腕上二寸，别走手少阳	
手少阴之络	通　里	腕上一寸，别走手太阳	
手阳明之络	偏　历	腕上三寸，别入手太阴	★络穴刺血能治疗急症
手少阳之络	外　关	腕上二寸，合手厥阴	★鸠尾、长强、大包能治腹背、胸胁疾病
手太阳之络	支　正	腕上五寸，内注手少阴	
足阳明之络	丰　隆	外踝上八寸，别走足太阴	
足少阳之络	光　明	外踝上五寸，别走足厥阴	
足太阳之络	飞　扬	外踝上七寸，别走足少阴	
足太阴之络	公　孙	本节后一寸，别走足阳明	
足厥阴之络	蠡　沟	内踝上五寸，别走足少阳	
足少阴之络	大　钟	内踝后绕跟，别走足太阳	
任脉之络	鸠　尾	下鸠尾，散于腹	
督脉之络	长　强	挟膂上项，散头上	
脾之大络	大　包	出渊腋下三寸，布胸胁	

针灸养生

郄穴

郄，空隙之意。郄穴为经气深聚之处，多分布于肘膝以下。主治特点是，阴经郄穴长于治疗血证，阳经郄穴长于治疗痛证；一般多用于本经及属络脏腑之急症。除十二经外，奇经八脉的阴维、阳维、阴跷、阳跷亦各有一郄穴。十六郄穴见下表。

经脉	郄穴名称		
手三阴经	孔最（肺）	郄门（心包）	阴郄（心）
手三阳经	温溜（大肠）	会宗（三焦）	养老（小肠）
足三阳经	梁丘（胃）	外丘（胆）	金门（膀胱）
足三阴经	地机（脾）	中都（肝）	水泉（肾）
奇经四脉	筑宾（阴维） 交信（阴跷）	阳交（阳维） 跗阳（阳跷）	

背俞穴

背俞穴是脏腑经气输注汇聚于腰背部的重要腧穴，分布于膀胱经的第一侧线上，共十二穴，主治相关脏腑及其所属官窍病。除脏腑俞穴外督俞、膈俞、关元俞、气海俞也具有重要的治疗作用。

募穴

募穴为脏腑经气聚结于胸腹之处，其分布有的在本经，有的在他经，有的为单穴，有的为双穴。其主治特点大体与背俞穴相同。临床应用常"俞募相配"，正所谓"阴阳经络，气相贯通；脏腑腹背，气相通应"。十二募穴见下表。

脏	背俞穴	募穴	腑	背俞穴	募穴
肺	肺俞	中府	大肠	大肠俞	天枢
心包	厥阴俞	膻中	三焦	三焦俞	石门
心	心俞	巨阙	小肠	小肠俞	关元
脾	脾俞	章门	胃	胃俞	中脘
肝	肝俞	期门	胆	胆俞	日月
肾	肾俞	京门	膀胱	膀胱俞	中极

八会穴

八会穴是脏、腑、气、血、筋、脉、骨、髓精气聚会之所，这些腧穴具有善治与八者相关的病症的特点。八会穴见表下。

八会	穴名及属经	备注
脏会	章门（脾经）	★八会穴理论出自《难经》
腑会	中脘（任脉）	★八会穴分布在任脉与肺、脾、
气会	膻中（任脉）	膀胱、胆五条经脉
血会	膈俞（膀胱经）	★筋会、髓会穴在下肢，脉会穴
筋会	阳陵泉（胆经）	在上肢，其余均在腹背
脉会	太渊（肺经）	
骨会	大杼（膀胱经）	
髓会	绝骨（胆经）	

注：绝骨别名，《资生经》为悬钟；王冰谓阳辅。

八脉交会穴

八脉交会穴是奇经八脉与十二正经脉气相通的腧穴，均分布于肘膝以下。金元时代的窦汉卿（1196—1280年）善用此法，因而又称"窦氏八穴"。临床常配对应用，如公孙配内关主治心、胸、胃病症；后溪配申脉主治颈、项、肩部病症；列缺配照海主治咽喉、胸膈疾病；外关配足临泣治眼目、头侧、面颊病症等。八脉交会八穴歌（《医经小学》）谓："公孙冲脉胃心胸，内关阴维下总同；临泣胆经连带脉，阳维目锐外关逢；后溪督脉内眦颈，申脉阳跷路亦通；列缺任脉行肺系，阴跷照海膈喉咙。"八脉交会穴见表下。

交会穴名	交会经脉
公　孙	足太阴脾经与冲脉之会
内　关	手厥阴心包经与阴维之会
后　溪	手太阳小肠经与督脉之会
申　脉	足太阳膀胱经与阳跷之会
列　缺	手太阴肺经与任脉之会
照　海	足少阴肾经与阴跷之会
外　关	手少阳三焦经与阴维之会
足临泣	足少阳胆经与带脉之会

六腑下合穴

六腑下合穴简称下合穴,是六腑在足三阳经上的合穴,为六腑之气合于足三阳经的穴位。理论出自《灵枢》,主治相应的六腑疾病;常与郄穴配合治疗六腑的急证、痛证。详见下表。

六 腑	下合穴名称及属经
胃	足三里(本经,胃经)
胆	阳陵泉(本经,胆经)
膀胱	委中(本经,膀胱经)
大肠	上巨虚(胃经)
三焦	委阳(膀胱经)
小肠	下巨虚(胃经)

三、穴位名称、部位的标准化

针
灸

养
生

● 经穴、经外穴、耳穴名称与部位的国家标准

腧穴的名称、部位标准化,有利于医疗、教学、科研和国内外针灸学术交流,是一项非常重要的工作。我国相关标准的建立开始于1958年,1990年首先以中华人民共和国国家标准形式颁布了《经穴部位》,规定了人体腧穴定位的方法和361个经穴、48个经外穴的标准定位;1992年又颁布了《耳穴名称与部位》,从而在经穴、经外穴、耳穴的名称、部位方面得到了规范统一。

● 经穴、经外穴、头针穴线的国际标准

1980年,世界卫生组织开始展开国际标准针灸穴名的研究工作。1987年,参与研究的专家对于标准经脉名称、标准穴名的结构达成了一致意见,1991年,公布了《国际标准针灸穴名》,提出了经脉名、穴名结构标准必须包括三项基本要素:经脉名的英文字母缩写;经脉名和穴名的汉语拼音;经脉名和穴名的汉字。具体规范是:十四经脉名称的表示方法是中文、拼音名、英

文、英文缩写；针灸穴名的表示方法是 361 个经穴为中文、拼音、经穴序号，48 个经外穴和头针穴线的编号是采用身体各部位的英文缩写加以编号。

四、腧穴的定位方法

● 腧穴定位的依据

一般都是根据中医典籍与历代针灸专著来定位经穴、经外穴的，并结合现代医疗、教学、科研的成果，经反复讨论确定，其常采用中西医结合的办法描述，以期更易明确与理解。

中医学对人体部位与方位的描述与现代解剖学描述不尽相同，须有正确理解。

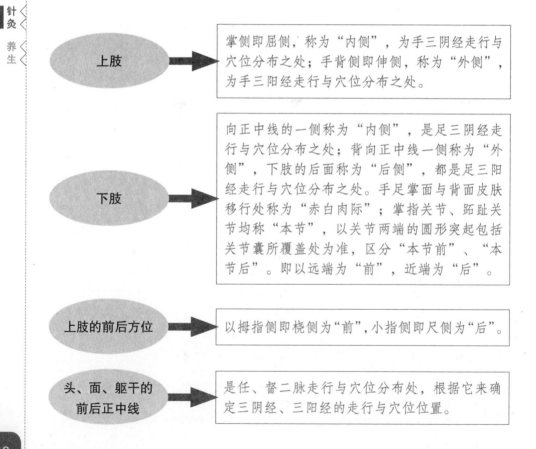

上肢 → 掌侧即屈侧，称为"内侧"，为手三阴经走行与穴位分布之处；手背侧即伸侧，称为"外侧"，为手三阳经走行与穴位分布之处。

下肢 → 向正中线的一侧称为"内侧"，是足三阴经走行与穴位分布之处；背向正中线一侧称为"外侧"，下肢的后面称为"后侧"，都是足三阳经走行与穴位分布之处。手足掌面与背面皮肤移行处称为"赤白肉际"；掌指关节、跖趾关节均称"本节"，以关节两端的圆形突起包括关节囊所覆盖处为准，区分"本节前"、"本节后"。即以远端为"前"，近端为"后"。

上肢的前后方位 → 以拇指侧即桡侧为"前"，小指侧即尺侧为"后"。

头、面、躯干的前后正中线 → 是任、督二脉走行与穴位分布处，根据它来确定三阴经、三阳经的走行与穴位位置。

● 腧穴定位的具体方法

腧穴定位主要有体表解剖标志定位法、"骨度"折量寸定位法、指寸定位法三种方法。在临床应用上会将三种方法相结合，即以解剖标志为主，折量各部位的距离分寸，并以手指比量，确定腧穴位置。一些有经验的医生，也常采用经验取穴法。

★ 体表解剖标志定位法 ★

体表解剖标志定位法是以人体解剖学的各种体表标志为依据来确定腧穴位置的方法，俗称自然标志定位法，主要分为两种，即固定的标志和活动的标志。

固定的标志 指在人体自然姿势下，各部位骨节和肌肉所形成的凹陷、突起、轮廓、发际、指（趾）甲、乳头、肚脐等为标志。借助这些标志确定腧穴的位置，如前额两发角，入发际0.5寸处定头维；髌韧带外侧凹陷处定犊鼻；眉梢定丝竹空；脐中旁开4寸定大横等。

活动的标志 指人体各部的关节、肌肉、肌腱、皮肤随着活动时而出现的凹陷、缝隙、皱纹、突起等，是在相应活动时才会出现的标志。如拇指上跷时，拇长伸肌、拇短伸肌在腕背侧横纹中出现明显凹陷处，用于确定阳溪；屈肘时，肱二头肌腱在肘横纹处突起，在其桡侧确定尺泽等。全身各部的主要体表标志见下表。

针
灸

养
生

部位	解剖标志名称	说明
头部	前发际正中 后发际正中 额角（发角） 完骨	头部有发部位前缘的正中 头部有发部位后缘的正中 发鬓曲角处 颞骨乳突
面部	眉间（印堂） 瞳孔（目中）	两眉头之间中点处 正坐平视瞳孔中央，或内外眦连线中点
颈项部	喉结 第7颈椎棘突（大椎）	喉头凸起处，甲状软骨前角上端向前突出部 隆椎棘突在体表凸起处
胸部	胸骨上窝 胸剑联合中点 乳头	胸骨切迹上方凹陷处的中点 胸骨体与剑突结合部的中点 乳头的中央

★ "骨度"折量寸定位法 ★

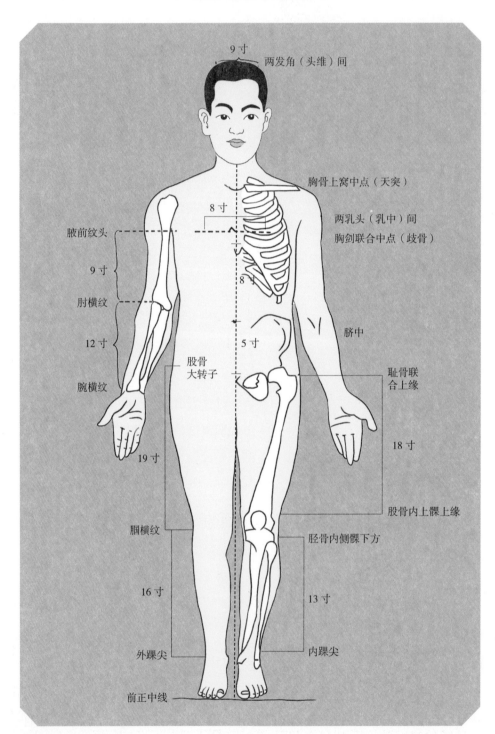

9寸 —— 两发角（头维）间

胸骨上窝中点（天突）

8寸

两乳头（乳中）间
胸剑联合中点（歧骨）

腋前纹头

9寸

8寸

肘横纹

脐中

12寸

股骨
大转子

耻骨联
合上缘

腕横纹

18寸

19寸

股骨内上髁上缘

腘横纹

胫骨内侧髁下方

16寸

13寸

外踝尖

内踝尖

前正中线

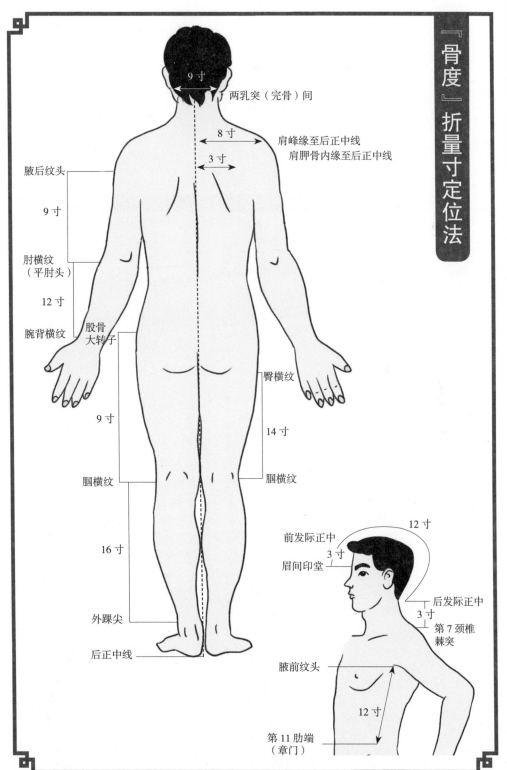

『骨度』折量寸定位法

9寸

两乳突（完骨）间

8寸

肩峰缘至后正中线
肩胛骨内缘至后正中线

3寸

腋后纹头

9寸

肘横纹
（平肘头）

12寸

腕背横纹

股骨
大转子

臀横纹

9寸

14寸

腘横纹

腘横纹

16寸

外踝尖

后正中线

针灸

养生

12寸

前发际正中

3寸

眉间印堂

后发际正中

3寸

第7颈椎
棘突

腋前纹头

12寸

第11肋端
（章门）

　　骨度分寸是以患者本人单一骨骼或骨组织、骨节之间折合的比例尺寸，泛指体表两固定标志之间的距离折合成比例尺寸而言。它是确定腧穴位置的主要依据。它是以《灵枢·骨度》规定的人体各部分寸为基础，结合历代医家创用的折量分寸（将设定的两骨节或其他标志之间的距离为一定的等份，每一等份为1寸，十等份为1尺），作为定穴的依据。全身主要"骨度"折量寸见表下。

部位	起止点	折量寸	度量法	说明
头面部	前发际正中→后发际正中	12	直寸	用于确定头部穴位的纵向距离
	眉间（印堂）→前发际正中	3	直寸	用于确定眉间至前发际及额部穴位的纵向距离
	第7颈椎棘突下（大椎）→后发际正中	3	直寸	用于确定项部穴位的纵向距离
	眉间（印堂）→后发际正中→第7颈椎棘突下（大椎）	18	直寸	用于确定头项部穴位的纵向距离
	前额两发角（头维）之间	9	横寸	用于确定头前部穴位的横向距离
	耳后两乳突（完骨）之间	9	横寸	用于确定头后部穴位的横向距离
胸腹胁部	胸骨上窝（天突）→胸剑联合中点（岐骨）	9	直寸	用于确定胸部任脉穴的纵向距离
	胸剑联合中点（岐骨）→脐中	8	直寸	用于确定上腹部穴位的纵向距离
	脐中→耻骨联合上缘中点（曲骨）	5	直寸	用于确定下腹部穴位的纵向距离
	两乳头之间	8	横寸	用于确定胸胁部穴位的横向距离
	腋窝顶点→第11肋游离端（章门）	12	直寸	用于确定胁肋部穴位的纵向距离
背腰部	肩胛骨内缘→后正中线	3	横寸	用于确定背腰部穴位的横向距离
	肩峰缘→后正中线	8	横寸	用于确定肩背部穴位的横向距离
上肢部	腋前、后纹头→肘横纹（平肘尖）	9	直寸	用于确定上臂穴位的纵向距离
	肘横纹（平肘尖）→腕（掌）侧横纹	12	直寸	用于确定前臂穴位的纵向距离
下肢部	耻骨联合上缘→股骨内上髁上缘	18	直寸	用于确定下肢内侧足三阴经穴位的纵向距离
	胫骨内侧髁下方→内踝尖	13	直寸	用于确定小腿前内侧穴位的纵向距离
	股骨大转子→腘横纹	19	直寸	用于确定下肢外后侧足三阳经穴位的纵向距离
	臀沟→腘横纹	14	直寸	用于确定下肢外后侧足三阳经穴位的纵向距离
	腘横纹→外踝尖	13	直寸	用于确定小腿外后侧穴位的纵向距离

　　注：折量寸因人、因部位长度不同；但特指某一部位，其长度是相等的。

★ 手指同身寸定位法 ★

　　手指同身寸定位法是按照下述几种手指同身寸法规定的分寸，以患者手指量取确定腧穴位置的方法，此法主要针对下肢。

　　经验取穴法又称简便取穴法。主要根据前人积累的经验，利用人体的解剖标志、动态标志和让患者采取某种特殊姿势以肢体某部指示的某位进行取穴的一种方法。它具有取穴快速、易记易取的特点，很受医者与群众欢迎。下面以生活中比较常用的经验取穴法集中加以表述，并附照片和示意图进行分析，以便于理解和临床的应用。

01 中指同身寸法	是以患者的中指中节屈曲时桡侧两端纹头之间作为1寸，用于四肢部取穴的直寸和背部取穴的横寸。
02 拇指同身寸法	是以患者拇指指间关节的宽度作为1寸，用于四肢部的直寸取穴。
03 横指同身寸法	是令患者将示指、中指、无名指和小指并拢，以中指近端指间关节处为准，四指的宽度作为3寸。

● 头颈部

大迎 ST5	在下颌角前方，咬肌附着部的前缘，有动脉搏动处。 　　经验取穴：令患者闭口鼓腮，在下颌角边缘出现一小凹沟处取穴。	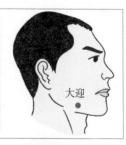
颊车 ST6	在面颊部，下颌角前上方约一横指（中指）。 　　经验取穴：令患者咬紧牙关，咬肌隆起的中点取穴。	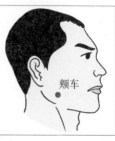

针
灸

养
生

听会
GB2

在面部，当耳屏切迹的前方，下颌角髁状突起的后缘，张口出现凹陷处。

经验取穴：令患者张口，正当耳屏间切迹的前方与下颌角髁状突起后方之间的凹窝中。

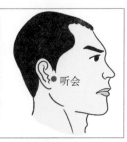

下关
ST7
上关
GB2

下关在面颊部耳前，当颧弓与下颌切迹间的凹陷处。

上关在耳前，下关直上当颧弓上缘凹陷处。

经验取穴：令患者合口取穴，闭口有空，张口即闭，为下颌切迹与颧弓间形成的空隙处。

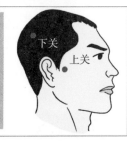

耳尖
HN-EX6
角孙
TE 20

耳部上方最高点尖端处是耳尖。

经验取穴：折耳取之，折处最高点即耳尖穴。耳尖直上入发际处为角孙。

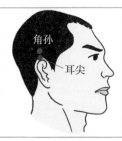

翳风
TE 17

在耳垂后方，当耳垂与下颌间凹陷处。

经验取穴：将患者耳垂折向前方，张口取穴，当颞骨乳突与下颌角间出现的凹陷处。

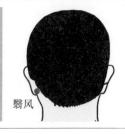

● **躯干部**

章门 LR13

在侧腹部，第11肋骨游离端下方。

经验取穴：合腋屈肘，掌指向肩屈曲伸展，肘尖直下方是穴。

肩井 GB21

在肩部上方，前直乳中穴，当大椎与肩峰连线的中点。

经验取穴：以对侧手臂，斜摸肩头，中指尖指处，肩胛骨上缘凹陷处是穴。

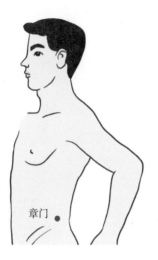 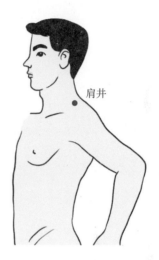

● **上肢部**

肘尖 EXUE1

在肘后部，屈肘，当尺骨鹰嘴的尖端处。

经验取穴：屈肘取之，在肘的最尖端，当尺骨鹰嘴的最高点。

小海 SI8

在肘内侧，当尺骨鹰嘴突起与肱骨内上踝之间凹陷处。

经验取穴：屈肘取穴，靠近肘尖，当尺骨鹰嘴与肱骨内上踝之间凹陷处。

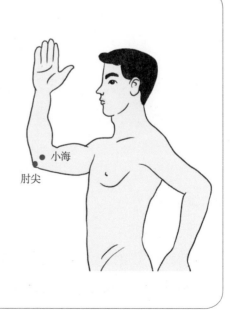

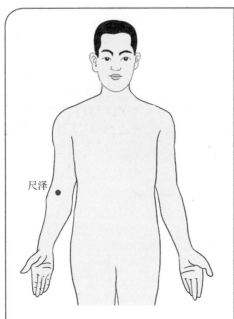

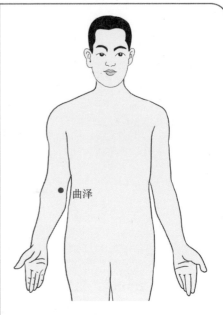

尺泽 LU5

尺泽穴在肘横纹中,肱二头肌腱桡侧凹陷处。

曲泽 PC3

曲泽穴在肱二头肌腱尺侧凹陷中。

经验取穴: 微屈肘取之,在肘横纹近中点处,当肱二头肌腱桡侧凹陷中。

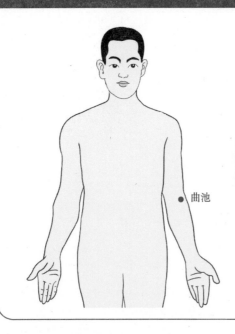

曲池 LI11

在肘纹外侧端,当尺泽与肱骨外上髁连线的中点。

经验取穴: 屈肘,肘横纹外侧端凹陷中。

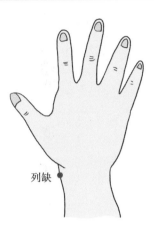

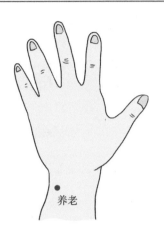

列缺 LU7

在前臂桡侧缘，桡骨茎突上方，腕横纹上 1.5 寸，当肱桡肌与拇长肌腱之间。

养老 SI6

在前臂背面尺侧，当尺骨小头近端桡侧凹陷中。

经验取穴：两手在虎口处交叉，一手示指压在另一手尺骨茎突上，示指头尽处凹陷是穴。

经验取穴：掌心向胸，屈掌，2～5 指向下伸展，腕上有空，当尺骨小头桡侧骨缝中。

阳溪 LI4

在腕背横纹桡侧端，当拇短伸肌腱与拇长伸肌腱之间凹陷处。

经验取穴：跷起拇指取穴，在腕横纹桡侧端，可见拇短伸肌腱与拇长伸肌腱之间，形成一凹窝是穴。另法，两虎口交叉，当拇指头尽处是穴。

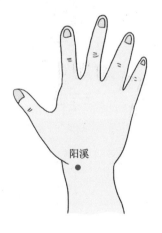

针
灸
养
生

27

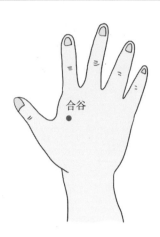

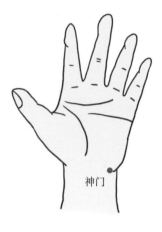

合谷 LI4

在手背第 1、2 掌骨间，当第 2 掌骨桡侧的中点处。

经验取穴：拇示指叉开，在手背侧，靠近第 2 掌骨桡侧中点取穴。又法，拇示指并拢，肌肉隆起最高处取穴。

神门 HT7

在腕部，腕掌侧横纹尺侧端，当尺侧桡屈肌腱的桡侧缘凹陷处。

经验取穴：屈掌取穴显示，在腕横纹尺侧端，尺侧桡屈肌腱桡侧凹窝更为清楚。

劳宫 PC8、少府 HT8

劳宫在掌心，当第 2、3 掌骨中间，偏于第 3 掌骨。

经验取穴：握拳，中指尖指处是劳宫穴。小指尖指处是少府，当第 4、5 掌骨中间处。

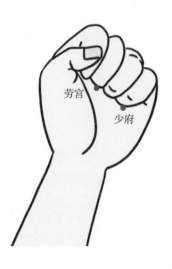

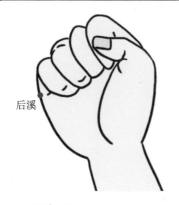

后溪

后溪 SI3

在手掌尺侧，握拳，当小指本节（第5掌指关节）后的远侧掌横纹头赤白肉际处。

经验取穴：握拳，在远侧掌横纹尽头赤白肉际处。

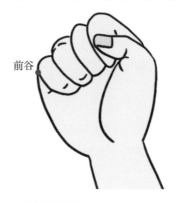

前谷

前谷 SI2

握拳，在手尺侧，当小指本节（第5指掌关节）前的掌指纹头赤白肉际处。

经验取穴：握拳，当第5掌指纹头尽处赤白肉际处。

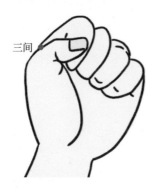

三间

三间 LI3

握拳，在示指桡侧本节（第2指掌关节）后方凹陷处。

经验取穴：握拳屈指，在示指桡侧，当第2掌指关节后下方，指纹头赤白肉际处。

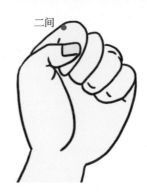

二间

二间 LI2

微握拳，在示指桡侧本节（第2掌指关节）前凹陷处。

经验取穴：微握拳，屈指，在示指桡侧，当第2指掌关节前下方凹陷处，指纹头赤白肉际处。

针
灸

养
生

29

● **下肢部**

伏兔 ST32

在大腿前面，当髂前上棘与髌底外侧端连线上，髌底上 6 寸。

经验取穴：屈膝，医者以掌根压在膝头，落掌，中指尖指处是穴，当股直肌隆起处。

血海 SP10

屈膝，在大腿内侧端上 2 寸，当股四头肌内侧头的隆起处。

经验取穴：医者以对侧手掌按于患者膝盖上，拇指约呈 45° 角斜置，大指尖指处是穴。

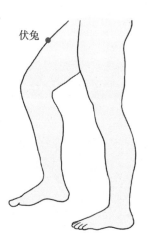

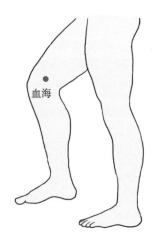

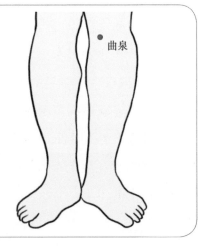

曲泉 LR8

在膝内侧，屈膝，当膝关节内侧面横纹内侧端，股骨内上髁的后缘，半膜半腱肌止端的前缘凹陷处。

经验取穴：屈膝，在腘横纹内侧端上方出现的凹陷处。

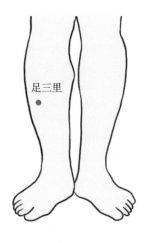

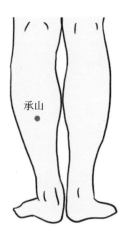

足三里 ST36

在小腿外侧，当犊鼻（外膝眼）下 3 寸，距胫骨前缘 1 横指。

经验取穴：坐位屈膝取穴，以本人同侧手掌掌心按在膝盖上，中指尖指处是穴。

承山 BL57

在小腿后面正中，委中与昆仑间，腓肠肌两腹下出现的尖角处是穴。

经验取穴：提起足跟，小腿背面中部可见腓肠肌两腹之间出现一人字缝，在其顶点取穴。

针
灸
养
生

蠡沟 LR3

在小腿内侧，当内踝尖上 5 寸，胫骨内侧面的中央。

经验取穴：屈膝，医者以手托起患者小腿肚，显露胫骨前缘，当内踝尖直上 5 寸，胫骨内侧面的中央。

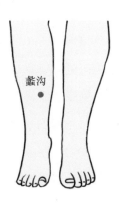

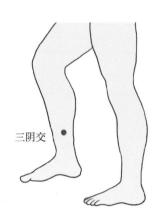

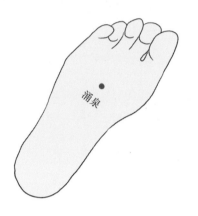

三阴交 SP6	**涌泉 KI1**
在小腿内侧，当内踝尖上 3 寸，胫骨内侧缘后方。	在足底部凹陷处，约当第 2、3 趾趾缝纹头端与足跟中点连线的前 1/3 与后 2/3 的交点处。
经验取穴：医者或患者以对侧手在内踝尖上 4 横指（3 寸）处比量取之。	经验取穴：足趾尽力跖屈，可见足底中央稍上方，出现一凹窝是穴。俗称"脚心"。

针灸
养生

在取穴时，有哪些注意事项？

（1）贯彻国家个体差异。

（2）力求符合人体真实解剖结构。

（3）注意生理变异与个体差异。

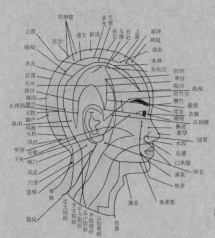

第三章 十四经穴

　　十四经穴是指分布于十二经脉和督、
任二脉的循行路线上的穴位，简称经穴，
是腧穴的主体部分。

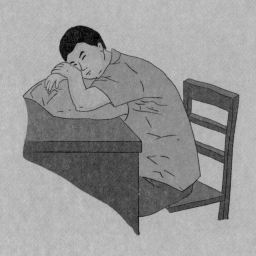

一、概说

十四经脉包括任督二脉和十二经脉，都具有固定的专属腧穴。因为它们是经千百年来的大量临床实践所筛选得出的腧穴与主干经脉，因此尤其重要，应当很好地记忆和掌握。

首先针对这些经脉要有一个概括了解，对它们的走行方向、循行路线、络属脏腑、流注次序要知道；其次再将每条经脉的腧穴分布和主治特点弄清楚。

本节首先对十四经各经的概观做了介绍，然后对经脉、腧穴密集的头部、躯干的分布和毗邻情况做了介绍，为分经分部介绍腧穴奠定了基础。

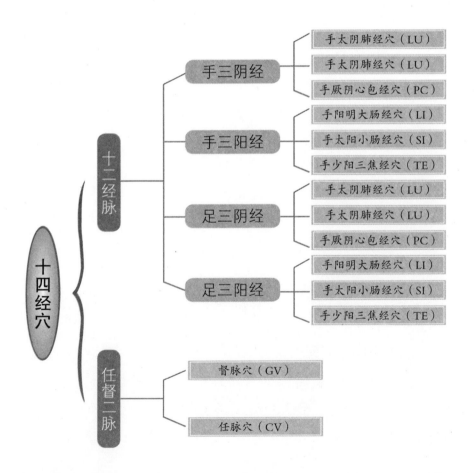

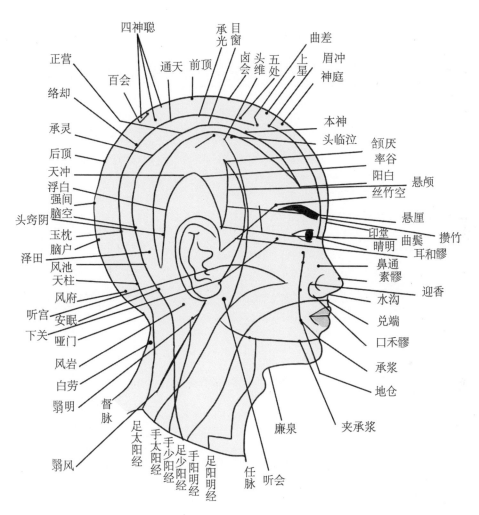

◆ 头面部穴（侧面）总图

针灸 养生

▌二、十二经脉

　　十二经脉为经络系统的主干，它们在人的身体的左右两侧呈对称分布循行，各经都具有专属的腧穴，具有属络的相表里的脏腑，具有重要的生理功能，因此经常用在诊断、治疗、保健、养生当中。其分布、循行、络属、流注关系见下图。

十二经脉	体表分布循行	属络脏腑
手太阴肺	侧胸→上肢内侧前缘→拇指端	属肺、络大肠、系胃喉
手厥阴心包	侧胸、腋下→上肢内侧中间→中指端	属心包、络三焦，系膈
手少阴心	腋下→上肢内侧后缘→小指端	属心、络小肠、系咽目
手阳明大肠	示指端→上肢外侧前缘→肩、颈、颊、下齿→鼻旁	属大肠、络肺
手少阳三焦	环指端→上肢外侧中间→肩后、侧颈、头、耳后→眉梢	属三焦、络心包，系耳目
手太阳小肠	小指端→上肢外侧后缘→肩胛、侧颈、面、眼→耳前	属小肠、络心，系胃、耳、目
足阳明胃	目下→面侧、颈前→胸腹第二侧线→下肢外侧前线→次趾端	属胃、络脾
足少阳胆	外眦→侧头、耳、颊、颈、肩→胁腰→下肢外侧中间→四趾端	属胆、络肝
足太阳膀胱	内眦→头项第一、侧线、项后→腰背第一二侧线→下肢外侧后线→小趾端	属膀胱、络肾，系脑
足太阴脾	大趾内侧→下肢内侧先中后前缘→胸腹第三侧线	属脾、络胃，系心舌
足厥阴肝	大趾外侧→下肢内侧先前后中线→阴部→侧胸部	属肝、络胆，系阴器、胃、膈、咽、目
足少阴肾	小趾下→足心→下肢内侧后缘→胸腹第一侧线	属肾、络膀胱，系脊柱、肝、膈、喉、舌、肺、心、胸腔

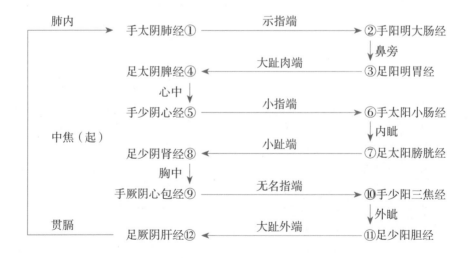

● 手太阴肺经

【经脉循行原文】肺手太阴之脉，起于中焦，下络大肠，还循胃口，上膈属肺。从肺系横出腋下，下循臑内，行少阴、心主之前，下肘中，循臂内上骨下廉，入寸口，上鱼，循鱼际，出大指之端。

【其支者】从腕后，直出次指内廉，出其端（《灵枢·经脉》）。

【联络脏腑】肺、大肠、中焦。

【联络器官】胃口、膈、肺系（喉咙、气管）。

【主治】咳、喘、咯血、咽喉疼痛等肺系病症及本经脉所过之处上肢、胸部疾病。亦可治疗肩背痛、头项疾病及小儿疳积等。

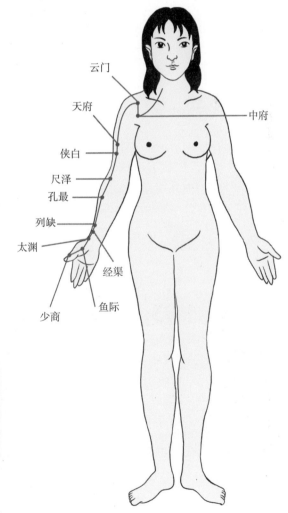

⊙ 本经一侧 11 穴（左右两侧共 22 穴），其中 9 穴分布于上肢内侧面桡侧，2 穴分布在前胸侧上部。首穴中府，末穴少商。

> 针
> 灸
>
> 养
> 生

● 手阳明大肠经

【经脉循行原文】大肠手阳明之脉，起于大指次指之端，循指上廉，出合谷两骨之间，上入两筋之中，循臂上廉，入肘外廉，上臑外前廉，上肩，出髃骨之前廉，上出于柱骨之会上，下入缺盆，络肺，下膈，属大肠。

【其支者】从缺盆上颈，贯颊，入下齿中；还出挟口，交人中，左之右，右之左，上挟鼻孔（《灵枢·经脉》）。

【联络脏腑】大肠、肺。

【联络器官】膈、口、面颊、下齿、鼻。

【主治】头面五官疾患、咽喉病、热病、皮肤病、胃及肠道疾病、神志病等。

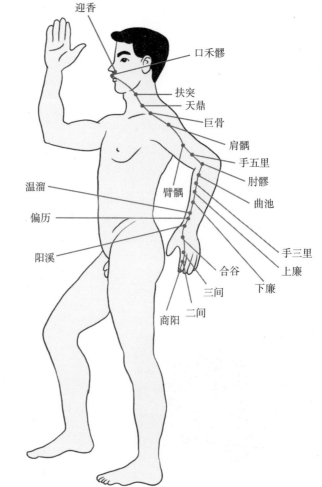

⊙ 本经一侧20穴（左右两侧共40穴），其中15穴分布于上肢背面桡侧，5穴分布在颈、面部。首穴商阳，末穴迎香。

● 足阳明胃经

【**经脉循行原文**】胃足阳明之脉：起于鼻，交颏中，旁约太阳之脉，下循鼻外，入上齿中，还出挟口，环唇，下交承浆，却循颐后下廉，出大迎，循颊车，上耳前，过客主人，循发际，至额颅。

【**其支者**】从大迎前，下人迎，循喉咙，入缺盆，下膈，属胃，络脾。从缺盆下乳内廉，下挟脐，入气街中。起于胃口，下循腹里，下至气街中而合。以下髀关，抵伏兔，下膝髌中，下循胫外廉，下足跗，入中指内间。下膝三寸而别，以下入中指外间。别跗上，入大指间，出其端（《灵枢·经脉》）。

【**联络脏腑**】胃、脾。

【**联络器官**】鼻、目、上齿、口唇、喉咙、乳房、膈。

【**主治**】胃肠病、头面五官病、神志病、皮肤病、热病及经脉循行部位的其他病症。

⊙ 本经一侧45穴（左右两侧共90穴），其中16穴分布于足和下肢的前外侧面，29穴分布于腹、胸部与头面部。首穴承泣，末穴厉兑。

针
灸

养
生

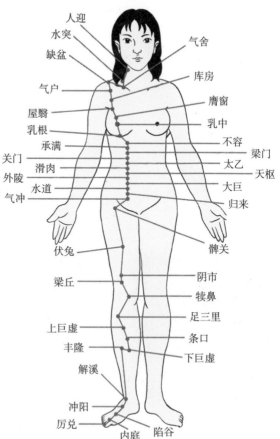

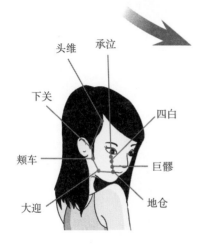

● 足太阴脾经

【经脉循行原文】脾足太阴之脉，起于大指之端，循指内侧白肉际，过核骨后，上内踝前廉，上腨内，循胫骨后，交出厥阴之前，上膝股内前廉，入腹，属脾，络胃，上膈，挟咽，连舌本，散舌下。

【其支者】复从胃别，上膈，注心中。脾之大络，名曰大包，出渊腋下三寸，布胸胁（《灵枢·经脉》）。

【它的支脉】从胃部分出。上过膈肌，流注心中，接手少阴心经。脾的大络，穴名大包，在渊液穴下三寸，散布于胸胁部。

【联络脏腑】脾、胃、心。

【联络器官】膈肌、咽（食道）、舌。

【主治】脾胃病、妇科、前阴病及经脉循行部位的其他病症。

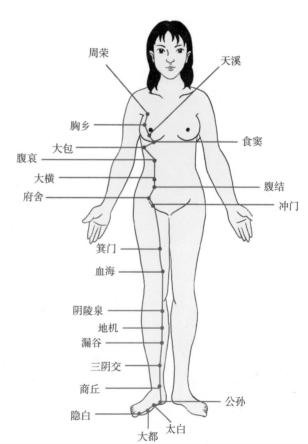

⊙ 本经一侧21穴（左右两侧共42穴），其中11穴分布于下肢部，10穴分布于侧胸腹部。首穴隐白．末穴大包。

周荣　天溪　胸乡　食窦　大包　腹哀　大横　腹结　府舍　冲门　箕门　血海　阴陵泉　地机　漏谷　三阴交　商丘　公孙　隐白　太白　大都

● 手少阴心经

【经脉循行原文】心手少阴之脉，起于心中，出属心系，下膈，络小肠。

【其支者】从心系，上挟咽，系目系。复从心系，却上肺，下出腋下，下循臑内后廉，行太阴、心主之后，下肘内，循臂内后廉，抵掌后锐骨之端，入掌内后廉，循小指之内，出其端（《灵枢·经脉》）。

【它的支脉】从心脏的系带部向上挟咽喉，而与眼球内连于脑的系带相联系。它的直行支脉从心系（心与他脏相联系的系带）上行至肺，向下出于腋下（极泉），沿上臂内侧后缘，走手太阴、手厥阴经之后（青灵），下向肘内（少海），沿前臂内侧后缘（灵道、通里、阴郄、神门），到掌后豌豆骨部进入掌内后边（少府），沿小指的桡侧出于末端（少冲），接手太阳小肠经。

【联络脏腑】心、小肠。

【联络器官】心系（心与他脏相联系的系带）、目系、喉咙。

【主治】心、胸、神志及经脉循行部位的其他病症，能主治有关"心"方面所发生的病症：眼睛发黄，胸胁疼痛，上臂、前臂内侧后边痛或厥冷，手掌心热痛。

针
灸

养
生

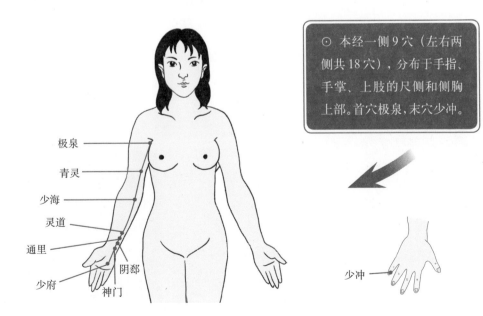

⊙ 本经一侧9穴（左右两侧共18穴），分布于手指、手掌、上肢的尺侧和侧胸上部。首穴极泉，末穴少冲。

极泉
青灵
少海
灵道
通里
阴郄
少府
神门

少冲

● 手太阳小肠经

【经脉循行原文】小肠手太阳之脉，起于小指之端，循手外侧上腕，出踝中，直上循臂骨下廉，出肘内侧两骨之间，上循臑外后廉，出肩解，绕肩胛，交肩上，入缺盆，络心，循咽下膈。抵胃，属小肠。其支者：从缺盆循颈，上颊，至目锐眦。却入耳中。

【其支者】别颊上出页，抵鼻，至目内眦（《灵枢·经脉》）。诠释：起始于小指外侧末端，沿手掌尺侧，上向腕部，出尺骨小头部，直上沿尺骨下边，出于肘内侧当肱骨内上髁和尺骨鹰嘴之间，向上沿上臂外后侧，出肩关节部，绕肩胛，交会肩上，进入缺盆，散络于心，沿食道，通过膈肌，到胃，属于小肠。

【又一支脉】从面颊部分出，上向颧骨，靠鼻旁到内眼角。此外，小肠与足阳明胃经的下巨虚脉相通。

【联络脏腑】小肠、心、胃。

【联络器官】鼻、目、耳、膈。

【主治】咽喉肿痛，颔下肿不能回顾，肩部、上臂疼痛，头面五官病、热病、神志病及经脉循行部位的其他病症。

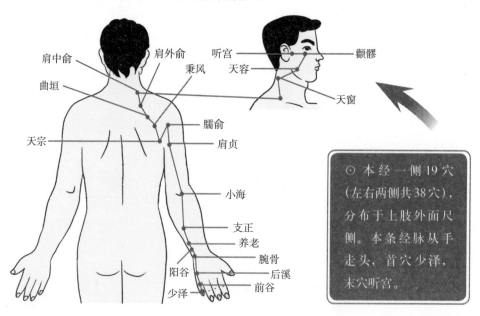

⊙ 本经一侧19穴（左右两侧共38穴），分布于上肢外面尺侧。本条经脉从手走头，首穴少泽，末穴听宫。

● 足太阳膀胱经

【经脉循行原文】膀胱足太阳之脉，起于目内眦，上额，交巅。

【其支者】从巅至耳上角。从巅入络脑，还出别下项，循肩膊内，夹脊抵腰中，入循膂，络肾，属膀胱。从腰中，下夹脊，贯臀，入腘中。从膊内左右别下贯胛，夹脊内，过髀枢，循髀外后廉下合腘中——以下贯腨内，出外踝之后，循京骨至小指外侧（《灵枢·经脉》）。

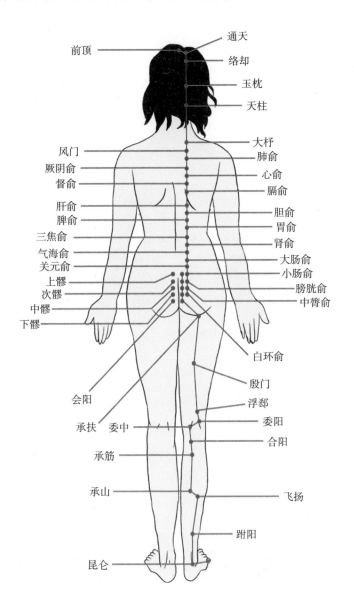

針灸

養生

【联络脏腑】膀胱、肾，与心、脑有联系。

【联络器官】目、耳。

【主治】头、项、目、背、腰、下肢部病症及神志病，背部第一侧线的背俞穴及第二侧线相平的腧穴，主治与其相关的脏腑病症和有关的组织器官病症。

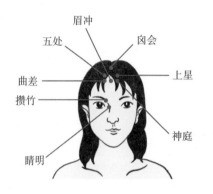

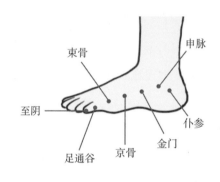

⊙ 本经一侧67穴（左右两侧共134穴），其中49穴分布在头面部、项背部和腰背部，18穴分布在下肢后面的正中线上和足的外侧部。首穴睛明，末穴至阴。

● 足少阴肾经

【经脉循行原文】肾足少阴之脉；起于小指之下，邪走足心，出于然谷之下，循内踝之后，别入跟中，以上腨内，出腘内廉，上股内后廉，贯脊属肾，络膀胱。

【其支者】从肾上贯肝、膈，入肺中，循喉咙，挟舌本。从肺出，络心，注胸中（《灵枢·经脉》）。其支者的经脉，从肾向上（商曲、石关、阴都、腹通谷、幽门），通过肝、膈，进入肺中（步廊、神封、灵墟、神藏、或中、俞府），沿着喉咙，夹舌根旁（通廉泉）。其支脉，从肺出来，络于心，流注于胸中，接手厥阴心包经。

【联络脏腑】肾、膀胱、肝、肺、心。

【联络器官】膈、喉咙、舌本。

【主治】"肾"方面所发生的病症：口热、舌干燥、咽部发肿，气上逆，喉咙发干而痛，心内烦扰且痛，黄疸，腹泻，脊柱、大腿内侧后边痛，萎软，喜欢躺着，脚心发热而痛。

⊙ 本经一侧27穴（左右两侧共54穴），其中10穴分布在足及下肢内侧，17穴分布在胸腹部前正中线的两侧。首穴涌泉，末穴俞府。

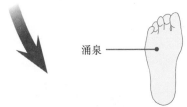

涌泉

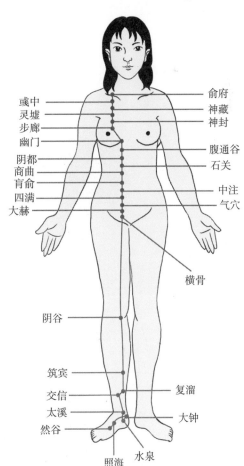

针灸

养生

或中
灵墟
步廊
幽门
阴都
商曲
肓俞
四满
大赫

俞府
神藏
神封
腹通谷
石关
中注
气穴

横骨

阴谷

筑宾
交信
太溪
然谷

复溜

大钟

照海　水泉

● 手厥阴心包经

【经脉循行原文】心主手厥阴心包络之脉，起于胸中，出属心包，下膈，历络三焦。

【其支者】循胸出胁，下腋三寸，上抵腋下，循臑内，行太阴、少阴之间，入肘中，下臂，行两筋之间，入掌中，循中指，出其端。别掌中，循小指次指出其端（《灵枢·经脉》）。

【胸中支脉】沿胸内出走胁部，在腋下三寸处（天池）转向上行到腋下，沿上臂内侧（天泉），行于手太阴、手少阴之间，进入肘中（曲泽），向下行于前臂，走桡侧腕屈肌腱和掌长肌腱之间（郄门、间使、内关、大陵），进入掌中（劳宫），沿中指出于中指末端（中冲）。掌中支脉：从掌中分出后，沿无名指走行，并在其末端浅出，接手少阳三焦经。

【联络脏腑】心包、三焦。

【联络器官】膈肌。

【主治】有关脉的疾病：心胸烦闷，心痛，掌心发热。本经脉所过之处的上肢疾病。

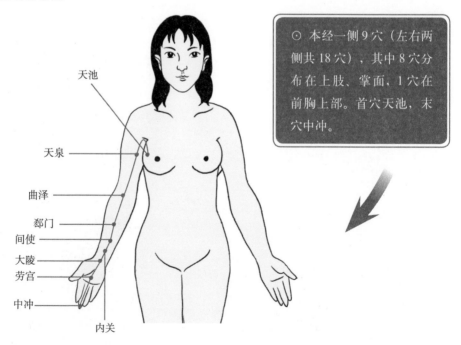

⊙ 本经一侧9穴（左右两侧共18穴），其中8穴分布在上肢、掌面，1穴在前胸上部。首穴天池，末穴中冲。

天池
天泉
曲泽
郄门
间使
大陵
劳宫
中冲
内关

● 手少阳三焦经

【经脉循行原文】三焦手少阳之脉，起于小指次指之端，上出两指之间，循手表腕，出臂外两骨之间，上贯肘，循臑外上肩，而交出足少阳之后，入缺盆，布膻中，散络心包，下膈，遍属三焦。

【其支者】从膻中，上出缺盆，上项，系耳后，直上出耳上角，以屈下颊至出。从耳后入耳中，出走耳前，过客主人，前交颊，至目锐眦（《灵枢·经脉》）。

【胸中支脉】从膻中上行，出锁骨上窝，上至颈旁，联系耳后部（天牖、翳风、瘈脉、颅息），直上出耳上部（角孙），弯向下至面颊，后至眼下（会颧髎）。

【耳后支脉】从耳后进入耳中，出走耳前（耳和髎、耳门、会听会），经过上关前，交面颊后到外眼角（丝竹空，会瞳子髎），接足少阳胆经。

【联络脏腑】三焦、心包。

【联络器官】膈、耳、眼。

【主治】有关气方面所发生的疾病及循行所过之处病症：自汗，眼睛外眦疼痛，面颊肿，耳后、肩部、上臂、肘、前臂外侧病痛，无名指功能丧失。

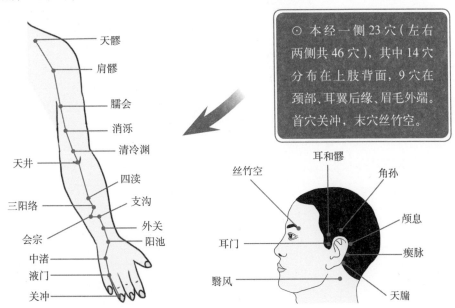

⊙ 本经一侧23穴（左右两侧共46穴），其中14穴分布在上肢背面，9穴在颈部、耳翼后缘、眉毛外端。首穴关冲，末穴丝竹空。

针灸 养生

47

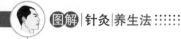
● 足少阳胆经

【经脉循行原文】胆足少阳之脉，起于目锐眦，上抵头角，下耳后，循颈，行手少阳之前，至肩上，却交出手少阳之后，入缺盆。

【其支者】从耳后入耳中，出走耳前。至目锐眦后。别锐眦，下大迎，合于手少阳，抵于，下加颊车，下颈，合缺盆，以下胸中，贯膈，络肝，属胆，循胁肋里，出气街，绕毛际，横入髀厌中。从缺盆下腋，循胸，过季胁。下合髀厌中。以下循髀阳，出膝外廉，下外辅骨之前，直下抵绝骨之端，下出外踝之前，循足跗上，入小指次指之间。别跗上，入大指之间，循大指歧骨内，出其端，还贯爪甲，出三毛（《灵枢·经脉》）。

【联络脏腑】胆、肝。

【联络器官】目、耳、膈。

【主治】头面五官病症、神志病、热病以及本经脉所经过部位的病症。

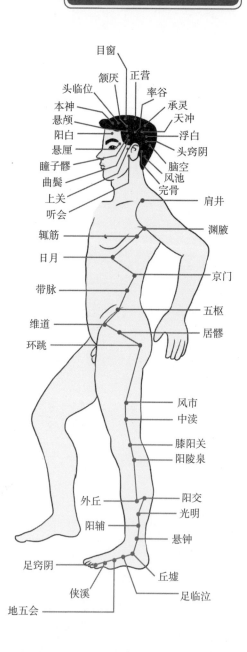

⊙ 本经一侧44穴（左右两侧共88穴）。其中4穴分布在下肢的外侧面，30穴在臀、侧胸、侧头部。首穴瞳子　，末穴足窍阴。

目窗
颔厌　正营
头临泣　率谷
本神　承灵
悬颅　天冲
阳白　浮白
悬厘　头窍阴
瞳子髎　脑空
曲鬓　风池
上关　完骨
听会　肩井
辄筋　渊腋
日月　京门
带脉　五枢
维道　居髎
环跳
风市
中渎
膝阳关
阳陵泉
外丘　阳交
阳辅　光明
悬钟
足窍阴　丘墟
侠溪　足临泣
地五会

针灸　养生

● 足厥阴肝经

【经脉循行原文】肝足厥阴之脉：起于大指丛毛之际，上循足跗上廉，去内踝一寸，上踝八寸，交出太阴之后，上腘内廉，循股阴，入毛中，环阴器，抵小腹，挟胃，属肝，络胆，上贯膈，布胁肋，循喉咙之后，上入颃颡，连目系，上出额，与督脉会于巅。

【其支者】从目系下颊里，环唇内。复从肝别，贯膈，上注肺（《灵枢·经脉》）。

【目部支脉】从目系下向颊里，环绕唇内。

【肝部支脉】从肝分出，通过膈肌，向上流注于肺，接手太阴肺经。

【主治】肝胆病症、泌尿生殖系统、神经系统、眼科疾病和本经经脉所过部位的疾病。如胸胁胀痛、少腹痛、疝气、遗尿、小便不利、遗精、月经不调、头痛目眩、下肢痹痛等症。

> ⊙ 本经一侧14穴（左右两侧共28穴），其中2穴分布于腹部和胸部，12穴在下肢部。首穴大敦，末穴期门。

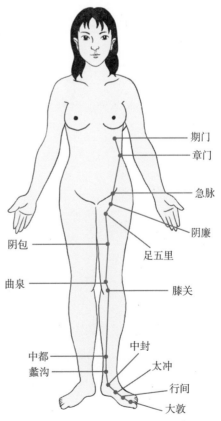

期门
章门
急脉
阴廉
足五里
膝关
阴包
曲泉
中封
太冲
行间
大敦
中都
蠡沟

针
灸

养
生

三、奇经八脉

　　奇经属于经脉，是在十二经脉外奇行的正经，一共具有八条，所以称为奇经八脉。除了任督二脉具有固定的专属腧穴之外，其他六脉的腧穴都借交会经脉腧穴而没有专属。奇经八脉虽然不属于络脏腑，但是和十二经脉具有密切的关系，其功能主要是对十二经脉的气血进行调节，对十二经脉的功能做补充。其中特别重要的是督脉总督一身阳经、任脉总汇一身的阴经，所以和十二经并称为十四经。

　　奇经八脉的分布、循行、交会、主病见下表。

八脉	分布循行	交会脉	主病
督脉	胞中→会阴→后正中线→头前正中线→上齿龈正中	诸阳经、任脉	神昏、癫疾、风痫、脊强、反张等神志病；咽干、痔、遗尿、脱肛、疝气、不孕等生殖系病；热病、腰骶、背、头、项局部病症；内脏病
任脉	胞中→会阴→前正中线→下唇中央→分两支人目	诸阴经、督脉足阳明、冲脉	男子疝气；女子月经不调，不孕，带下，腹部结块等生殖系病
冲脉	胞中→气冲→腹部第一侧线→胸部	足少阴、任脉	气从少腹冲胸，咽，少腹急痛；女子月经病等生殖系病
带脉	季肋→绕腰一周	足少阳	腹胀、绕脐腰背痛、腰腿无力、腰冷；女子月经不调，带下
阳跷	足跟外侧→下肢外侧→侧腹胸部→肩部面颊→后颈部	足三阳、手太阳、阳明	癫痫、癫狂、目不瞑、失眠、腰背痛、偏枯、手足麻痹、身体强直等
阴跷	足跟内侧→下肢内侧→前阴部→腹胸颈部→鼻侧→目	足少阴	癫痫，寒热，少腹痛，腰痛、阴中痛，男子阴疝，女子崩漏、喉痛、嗜睡、癃闭
阳维	外踝下方→下肢外侧→侧腹胸部→肩部→面颊→后颈部	手足太阳、少阳、督脉	表证，恶寒发热，目眩，喘息
阴维	内踝上方→下肢内侧→腹胸部→咽喉→后颈部	足三阴、任脉	心痛，胸中痛，胁下支满，腰痛，阴中痛

● 任脉穴位

【**经脉循行原文**】任脉者，起于中极之下，以上毛际，循腹里，上关元，至咽喉，上颐，循面，入目（《素问·骨空论》）。

【**任脉联络器官**】起于胞宫，向上到咽喉部，再向上到下颌、口旁，沿面部进入目下。

【**主治**】腹、胸、颈、头面的局部病症及相应内脏器官病症，部分腧穴有强壮作用，少数腧穴可治疗神志病。

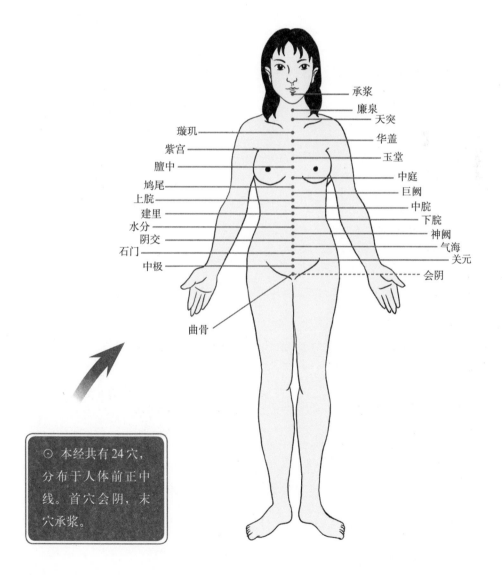

璇玑　紫宫　膻中　鸠尾　上脘　建里　水分　阴交　石门　中极　曲骨

承浆　廉泉　天突　华盖　玉堂　中庭　巨阙　中脘　下脘　神阙　气海　关元　会阴

> ⊙ 本经共有24穴，分布于人体前正中线。首穴会阴，末穴承浆。

针
灸

养
生

● 督脉穴位

【经脉循行原文】督脉者，起于下极之输，并于脊里，上至风府，入属于脑（上巅，循额，至鼻柱）（《难经·二十八难》）。

督脉起源于小腹部，下向骨盆的中央，在女子，入内联系阴部的"廷孔"——当尿道口外端。由此分出络脉，分布于阴部，会合于肛门之间（经会阴），绕向肛门之后，分支别行绕臀部到足少阴，与足太阳经的分支相合（交会阳）。足少阴经从股内后缘上行，贯通脊柱，而连属肾脏。督脉又与足太阳经起于目内眦，上行至额，交会于巅顶（百会），入络于脑；又退出下项，循行肩胛内侧，挟脊柱，抵达腰中，入循脊里，络于肾脏（肾俞）。在男子，则沿阴茎下至肛门，与女子相仿。督脉另一支从小腹直上（同任脉），穿过肚脐中央，向上通过心脏，入于喉咙，上至下颌部环绕唇口，向上联络两目之下的中央。

【督脉联络脏腑】肾、心。

【联络器官】胞中、脑、脊、阴器、目、喉咙、口唇。

【主治】骶、背、头项、局部病症及相应的内脏疾病、神志病。有部分腧穴有泄热作用。

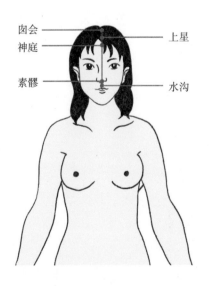

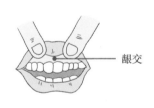

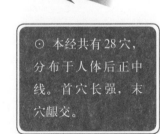

⊙ 本经共有28穴，分布于人体后正中线。首穴长强，末穴龈交。

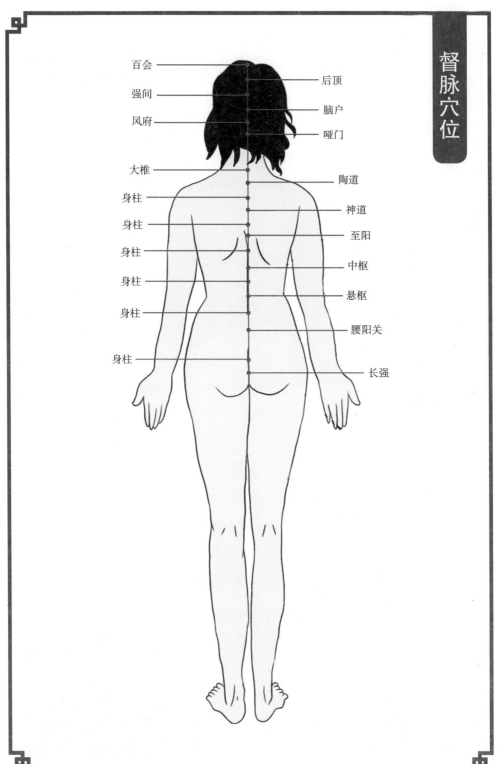

督脉穴位

百会
强间
风府

后顶
脑户
哑门

大椎
身柱
身柱
身柱
身柱
身柱
身柱

陶道
神道
至阳
中枢
悬枢
腰阳关

长强

针
灸

养
生

四、十五络脉

　　十五络脉是从经脉别出的分支，十二经脉、任督二脉各发出一络，加脾之大络合称十五络，它们均以经脉发出部位的腧穴命名。任脉之络发自鸠尾，布散于腹部，沟通腹部的经气；督脉之络发自长强，布散于头，左右别走足太阳经，沟通背部经气；脾之大络发自脾经大包，布散于左胸胁，沟通胸胁部的经气；十二经脉各出一别络，以加强阴阳表里诸经之间的联系。十五络脉名称、分布见下表。

络　脉	穴　名	分布部位
手太阴之络	列　缺	腕上寸半，别走手阳明
手厥阴之络	内　关	腕上二寸，别走手少阳
手少阴之络	通　里	腕上寸半，别走手太阳
手阳明之络	偏　历	腕上三寸，别入手太阴
手少阳之络	外　关	腕上二寸，合手厥阴
手太阳之络	支　正	腕上五寸，内注手少阴
足阳明之络	丰　隆	外踝上八寸，别走足太阴
足少阳之络	光　明	外踝上五寸，别走足厥阴
足太阳之络	飞　扬	外踝上七寸，别走足少阴
足太阴之络	公　孙	本节后一寸，别走足阳明
足厥阴之络	蠡　沟	内踝上五寸，别走足少阳
足少阴之络	大　钟	内踝后绕跟，别走足太阳
任脉之络	鸠　尾	下鸠尾，散于腹
督脉之络	长　强	挟脊上项，散头上
脾之大络	大　包	出渊腋下三寸，布胸胁

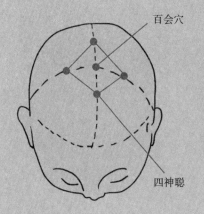

百会穴

四神聪

第四章 经外奇穴

经外奇穴简称为奇穴，指不属于十四经，但具有一定名称、固定位置和一定主治作用的腧穴。这种腧穴通常是在阿是穴的基础上发展起来的，部分穴位如膏肓俞、厥阴俞等，之后逐渐补充到十四经穴内。由此可见，经外奇穴本身同时也是经穴的来源。

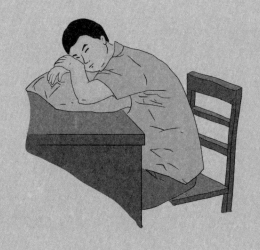

一、头项部穴

◂◂◂ 四神聪

穴位触诊法

先取百会穴，四神聪在百会穴前、后、左、右各 1 寸处，共 4 穴。

主治

头痛、眩晕、失眠、健忘、癫狂、痫证、偏瘫。

配穴

失眠配神门、三阴交、安眠；头痛、头昏配太冲、风池；癫痫配百会、内关、风池、照海、申脉。

取穴部位	刺灸法
百会穴 四神聪	向前、后、左、右平刺，可单用，一般 4 穴同用，针尖向百会穴方向进针 0.5~0.8 寸。可灸。

针灸
养生

▌穴位触诊法

在额部，两眉头之中间，正对鼻端。

▌主治

头痛、头晕、鼻渊、鼻衄、目赤肿痛、小儿惊风、失眠。

▌配穴

《针灸大全》：两眉角痛不已，攒竹二穴，阳白二穴，印堂一穴，合谷二穴，头维二穴。

针
灸

养
生

取穴部位	刺灸法
印堂	提捏局部皮肤，向上、下平刺0.3~0.5寸；或用三棱针点刺出血。治疗头痛、头晕、失眠等向上平刺0.5寸；治疗鼻渊、鼻衄向下向鼻根部平刺0.5寸左右，以得气为度。可灸。

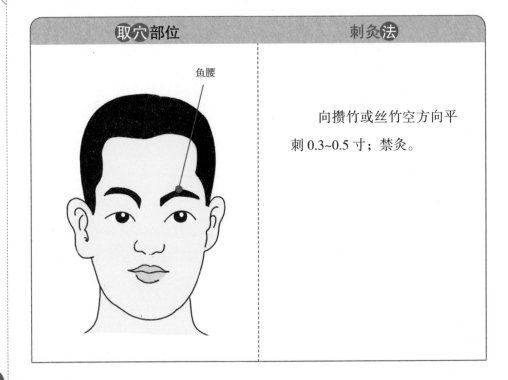

◀◀◀ 鱼腰

┃穴位触诊法

瞳孔直上，眉毛中，以手触摸在眉毛正中当皮下凹陷处是穴。

┃主治

目赤肿痛、目翳、眼睑眴动、眼睑下垂、口眼歪斜。

┃配穴

《针灸大成》："在眉毛中间是穴，治眼生垂帘翳，针入一分，沿皮向两旁是也。"

取穴部位	刺灸法
鱼腰	向攒竹或丝竹空方向平刺 0.3~0.5 寸；禁灸。

太阳

▌穴位触诊法

眉梢与目外眦之间，向后约一横指的凹陷处。在眉梢与外眼角延长线交点处。

▌主治

头痛、目赤肿痛、目眩、目涩、口眼歪斜、牙痛。

取穴部位	刺灸法
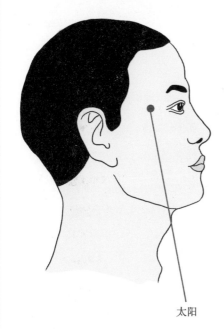 太阳	直刺或斜刺0.3~0.5寸；或三棱针点刺出血。头痛、眩晕、目涩直刺或向后方角孙穴方斜刺0.5寸左右；高血压头痛、目赤肿痛可用三棱针点刺出血；牙痛可向下斜刺1.0寸左右，得气为度。禁灸。

球后

穴位触诊法

眶下缘外 1/4 与内 3/4 交界处。

主治

目疾。如视神经炎、视神经萎缩、视网膜色素变性、青光眼、早期白内障、近视。

配穴

视物不清配睛明；青盲配风池、曲池、太冲、合谷。

取穴部位	刺灸法
球后	一手固定眼球，紧沿眶下缘垂直进针，不提插捻转缓缓刺入 1 寸左右，得气为度不留针，出针后要按压穴位 1 分钟以上。不灸。

承浆

▌穴位触诊法

在面部，承浆穴旁开1寸。

▌主治

齿龈肿痛、三叉神经痛。

▌配穴

三叉神经痛配合谷、下关、颧髎、阳白等。

取穴部位	刺灸法
承浆	直刺0.1~0.2寸或向承浆、颊车等方向斜刺0.5寸左右。可灸。

◀◀◀ 牵正

▌穴位触诊法

耳垂前 0.5~1.0 寸，以手按压穴位处有明显的酸胀。

▌主治

口疮、口臭、下牙痛。

▌配穴

口疮配地仓、颊车、合谷、太冲。

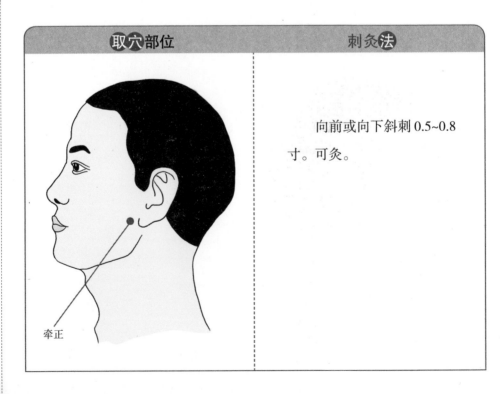

取穴部位	刺灸法
牵正	向前或向下斜刺 0.5~0.8 寸。可灸。

<<<< **安眠**

穴位触诊法

翳风穴与风池穴连线的中点。

主治

失眠、头痛、眩晕、心悸、癫狂。

配穴

失眠配神门、三阴交；头痛、眩晕配四神聪、风池、太阳。

取穴部位	刺灸法
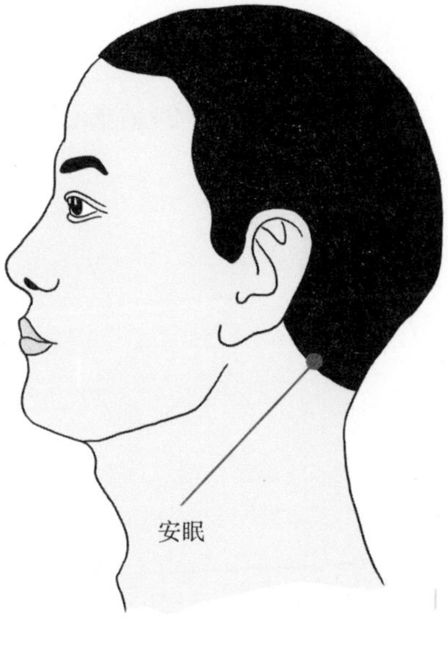 安眠	直刺 0.5~1.0 寸。可灸。

<<<< **颈百劳**

▌**穴位触诊法**

大椎穴直上 2 寸，后正中线旁开 1 寸。

▌**主治**

咳嗽、气喘、骨蒸潮热、盗汗、瘰疬、颈项强痛。

▌**配穴**

肺痨配中府、肺俞、阴郄。

针
灸

养
生

取穴部位	刺灸法
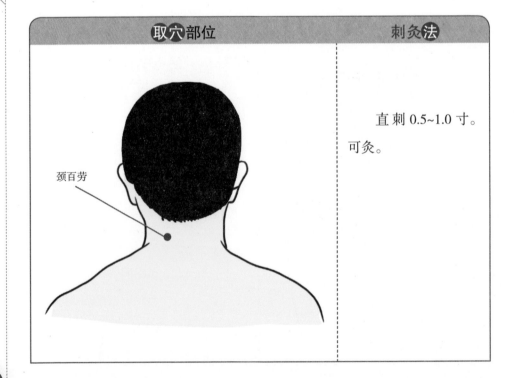 颈百劳	直刺 0.5~1.0 寸。 可灸。

二、胸腹部穴

◀◀◀ 子宫

穴位触诊法

脐下 4 寸，中极旁开 3 寸。

主治

子宫脱垂、月经不调、痛经、崩漏、不孕、疝气、腰痛。

配穴

子宫脱垂配足三里、气海；崩漏配三阴交、隐白、十七椎。

针
灸
养
生

取穴部位	刺灸法
子宫	直刺 0.8~1.2 寸。可灸。治疗妇科疾病向内下斜刺 1.5 寸左右，得气即止。

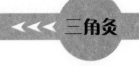三角灸

穴位触诊法

以患者两口角的长度为一边，作一等边三角形，将顶置于患者脐心，底边呈水平线，于两底角处取穴。

主治

疝气奔豚、绕脐疼痛、妇人不孕。

配穴

奔豚气配气穴。

取穴部位	刺灸法
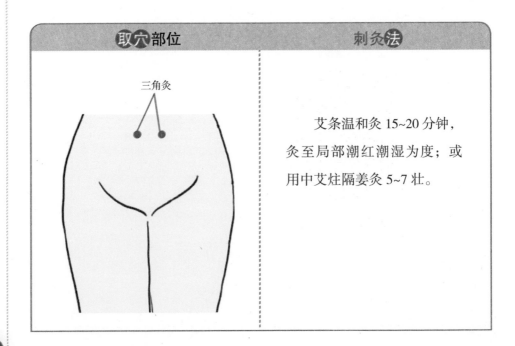 三角灸	艾条温和灸 15~20 分钟，灸至局部潮红潮湿为度；或用中艾炷隔姜灸 5~7 壮。

三、背部穴

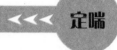

定喘

穴位触诊法

先确定第七颈椎，穴在第七颈椎棘突下，旁开 0.5 寸。

主治

哮喘、咳嗽、落枕、肩背痛、上肢疼痛不举、荨麻疹。

配穴

咳喘配肺俞、中府。

针
灸

养
生

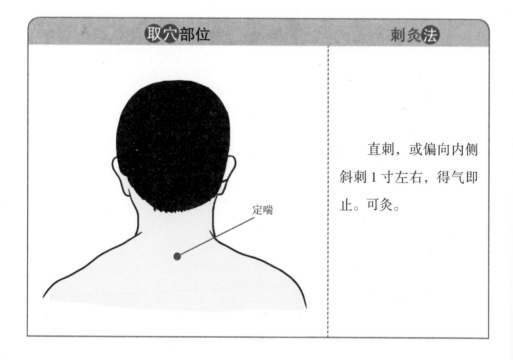

取穴部位	刺灸法
定喘	直刺，或偏向内侧斜刺 1 寸左右，得气即止。可灸。

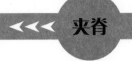

夹脊

穴位触诊法

第一胸椎至第五腰椎棘突下旁开 0.5 寸，一侧 17 穴，左右共 34 穴。

主治

适应范围较广。其中上胸部的穴位治疗心肺、上肢疾病；下胸部的穴位治疗胃肠疾病；腰部的穴位治疗腰、腹及下肢疾病。

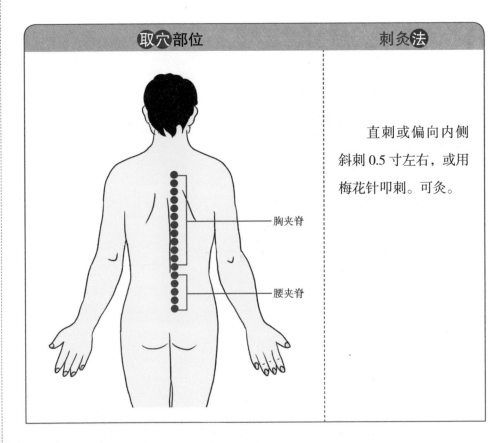

取穴部位	刺灸法
胸夹脊 腰夹脊	直刺或偏向内侧斜刺 0.5 寸左右，或用梅花针叩刺。可灸。

<<< **胃脘下俞（胰俞）**

┃穴位触诊法

先确定第八胸椎，穴在第八胸椎棘突下，旁开 1.5 寸。

┃主治

胃痛、腹痛、胸胁痛、消渴、咳嗽、咽干。

针
灸

养
生

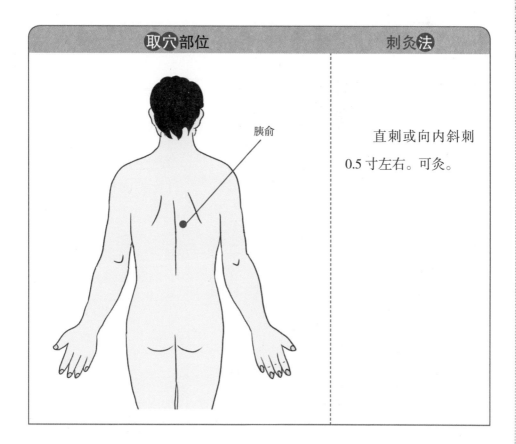

取穴部位	刺灸法
胰俞	直刺或向内斜刺 0.5 寸左右。可灸。

◄◄◄◄ 痞根

▌穴位触诊法

先确定第一腰椎，穴在第一腰椎棘突下，旁开 3.5 寸。

▌主治

腰痛、痞块、疝痛、反胃。

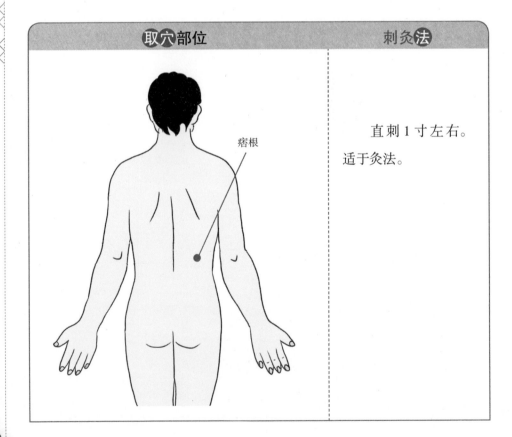

取穴部位 | 刺灸法

痞根

直刺 1 寸左右。

适于灸法。

腰眼 ◂◂◂

▍穴位触诊法

第四腰椎棘突下，旁开约 3.5 寸凹陷中，双臂上举穴位处凹陷。

▍主治

腰痛、尿频、消渴、虚劳、羸瘦、妇科疾患。

针灸
养生

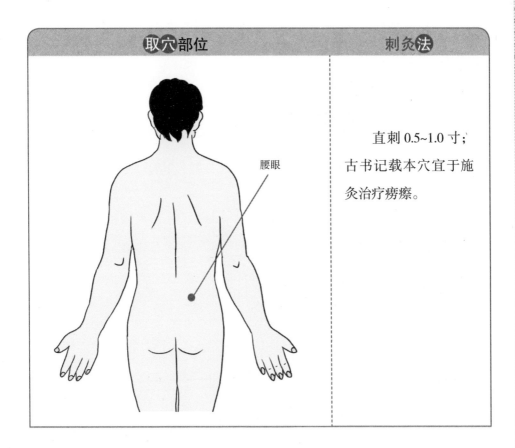

取穴部位	刺灸法
腰眼	直刺 0.5~1.0 寸；古书记载本穴宜于施灸治疗痨瘵。

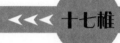

十七椎

穴位触诊法

第五腰椎棘突下。

主治

腰骶痛、腿痛、转胞、痛经、崩漏、遗尿。

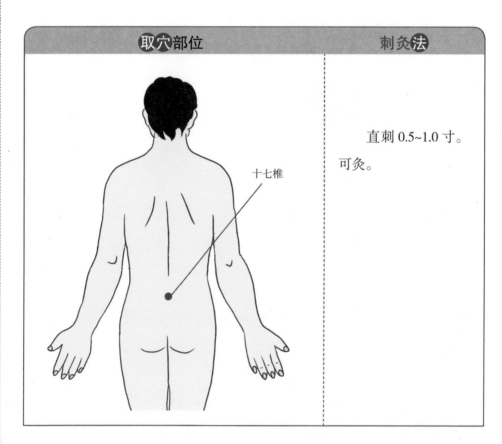

取穴部位	刺灸法
十七椎	直刺 0.5~1.0 寸。 可灸。

腰奇

<<<

▌穴位触诊法

尾骨端直上 2 寸，骶角之间凹陷中。

▌主治

癫痫、头痛、失眠、便秘。

▌配穴

癫痫配心俞、肝俞、肾俞、申脉、四神聪、间使。

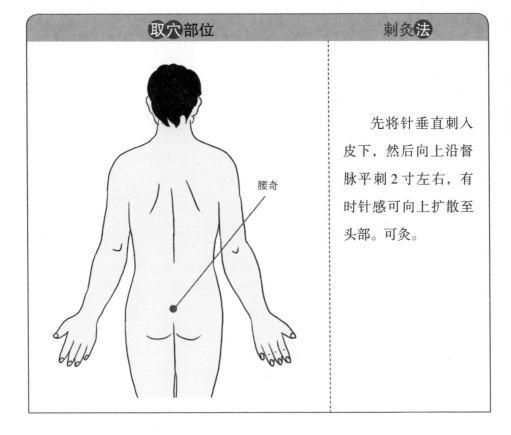

取穴部位	刺灸法
腰奇	先将针垂直刺入皮下，然后向上沿督脉平刺 2 寸左右，有时针感可向上扩散至头部。可灸。

针
灸

养
生

四、上肢部穴

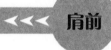

◀◀◀ 肩前

穴位触诊法

正坐垂臂，腋前皱襞顶端与肩髃穴连线的中点，以手按压上臂酸胀明显。

主治

肩臂痛、臂不能举。

配穴

肩臂痛配肩髃、肩贞、养老。

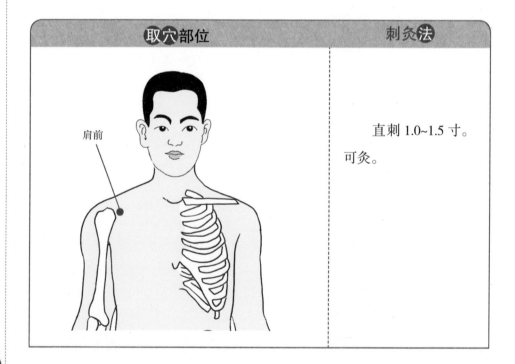

取穴部位	刺灸法
肩前	直刺 1.0~1.5 寸。 可灸。

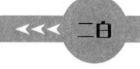

◀◀◀ 二白

▌穴位触诊法

腕横纹上 4 寸，桡侧腕屈肌腱的两侧，一侧各有 1 个穴位，一臂 2 穴。

▌主治

痔疮、脱肛、前臂痛、胸胁痛。

> 针
> 灸
>
> 养
> 生

取穴部位	刺灸法
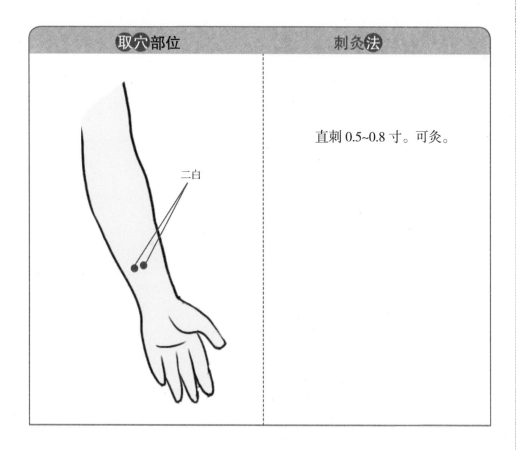	直刺 0.5~0.8 寸。可灸。

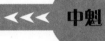◀◀◀ **中魁**

▌穴位触诊法

中指屈曲，穴在中指背侧近侧指间关节的中点处。

▌主治

牙痛、鼻出血、噎膈、反胃、呕吐、呃逆、白癜风。

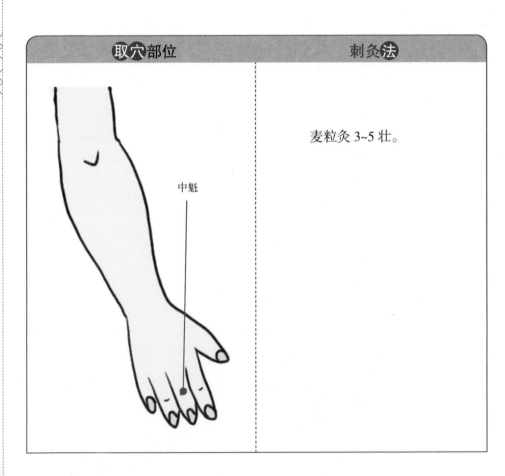

取穴部位	刺灸法
中魁	麦粒灸 3~5 壮。

◀◀◀◀ 腰痛点

穴位触诊法

手背，第二、三掌骨及第四、五掌骨之间，当腕横纹与掌指关节中点处，一手 2 穴，左右共 4 个穴位。

主治

急性腰扭伤。

取穴部位	刺灸法
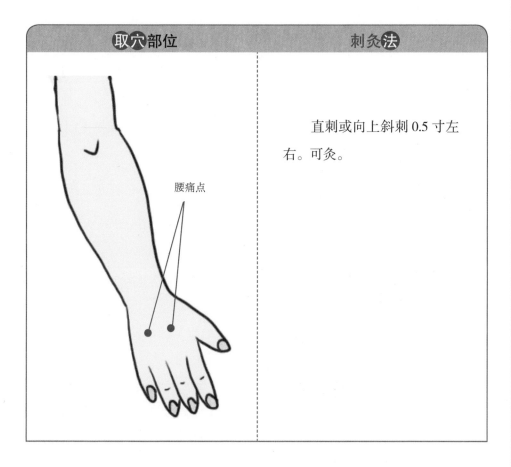腰痛点	直刺或向上斜刺 0.5 寸左右。可灸。

针灸

养生

<<<< **落枕（外劳宫）**

▌穴位触诊法

手背，第二、三掌骨之间，掌指关节后 0.5 寸。

▌主治

落枕、手背红肿、手指麻木、五指不能屈伸、脐风。

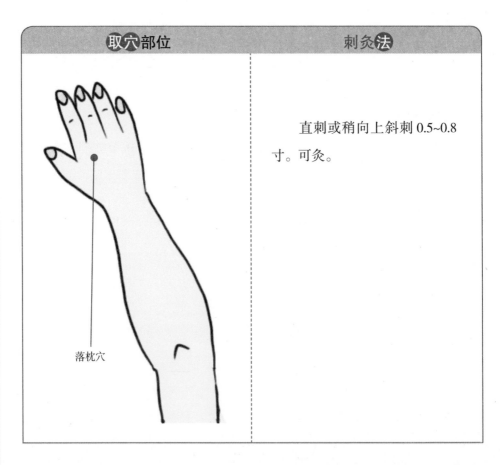

取穴部位	刺灸法
落枕穴	直刺或稍向上斜刺 0.5~0.8 寸。可灸。

◄◄◄ 八邪

▌穴位触诊法

手背，微握拳，第一至第五指间指蹼后方赤白肉际处，左右共 8 个穴位。

▌主治

毒蛇咬伤、手背肿痛、手指麻木、头项强痛、咽痛、齿痛、目痛。

▌配穴

手指麻痛配后溪、三间。

取穴部位	刺灸法
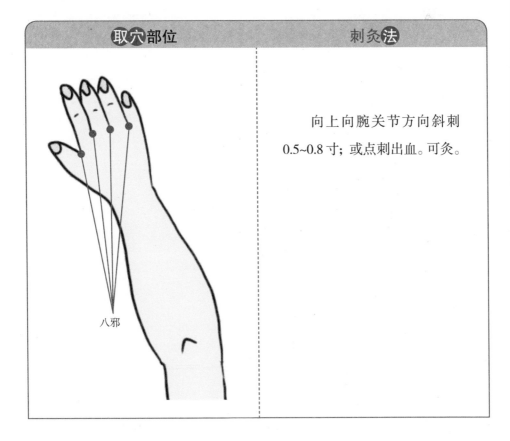 八邪	向上向腕关节方向斜刺 0.5~0.8寸；或点刺出血。可灸。

四缝

穴位触诊法

仰掌，穴在第二至第五指掌侧，近端指间关节的中央，一手4穴，左右共8穴。

主治

疳积、百日咳、肠虫症、小儿腹泻、咳嗽气喘。

取穴部位	刺灸法
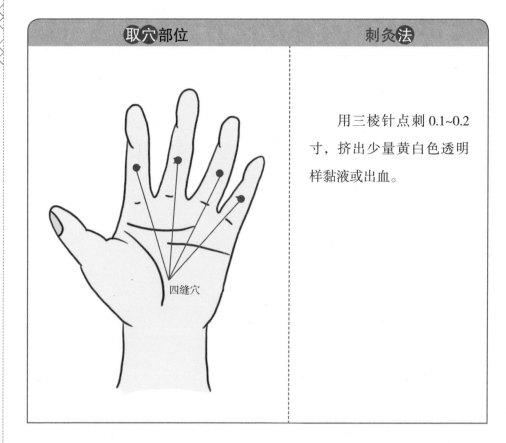四缝穴	用三棱针点刺0.1~0.2寸，挤出少量黄白色透明样黏液或出血。

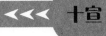

▌穴位触诊法

手十指尖端，距指甲游离缘 0.1 寸，左右共 10 个穴位。

▌主治

昏迷、晕厥、中暑、热病、小儿惊厥、咽喉肿痛、指端麻木。

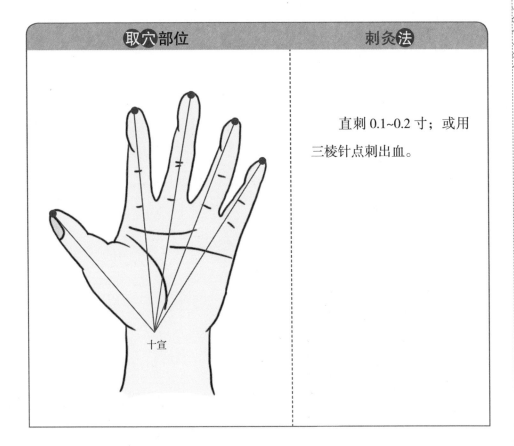

取穴部位	刺灸法
十宣	直刺 0.1~0.2 寸；或用三棱针点刺出血。

五、下肢部穴

鹤顶

穴位触诊法

屈膝穴在膝上部,髌底的中点上方之凹陷处。

主治

膝关节酸痛、腿足无力、鹤膝风、脚气。

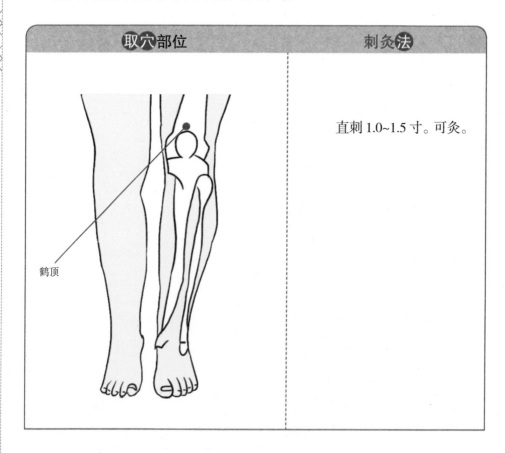

取穴部位	刺灸法
鹤顶	直刺 1.0~1.5 寸。可灸。

<<<< 百虫窝

穴位触诊法

大腿内侧，髌底内侧上 3 寸，即血海上 1 寸。

主治

皮肤瘙痒、风疹块、下肢生疮、蛔虫病。

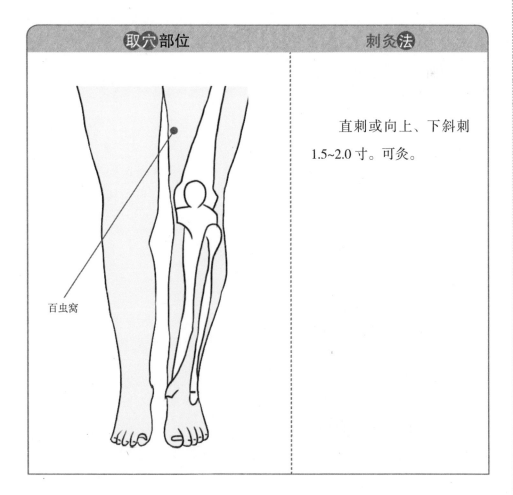

取穴部位	刺灸法
百虫窝	直刺或向上、下斜刺1.5~2.0寸。可灸。

针
灸

养
生

穴位触诊法

髌韧带两侧凹陷处，内侧的称内膝眼，外侧的称外膝眼。

主治

膝关节酸痛、鹤膝风、脚气、腿痛。

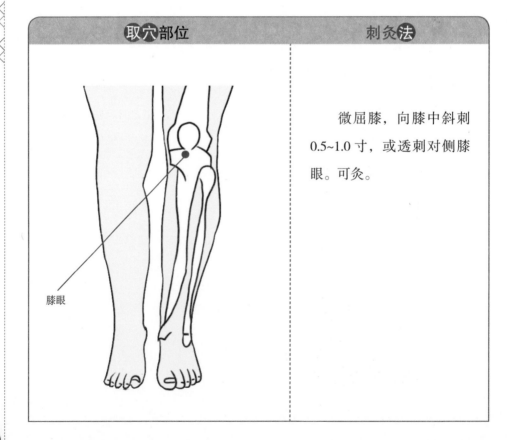

取穴部位	刺灸法
膝眼	微屈膝，向膝中斜刺 0.5~1.0 寸，或透刺对侧膝眼。可灸。

◀◀◀◀ 胆囊

┃穴位触诊法

小腿外侧上部,当腓骨小头前下方凹陷处直下 2 寸,即阳陵泉穴下 2 寸处。

┃主治

急、慢性胆囊炎,胆石症,胆道蛔虫症,胆绞痛,胁痛,下肢痿痹。

针
灸

养
生

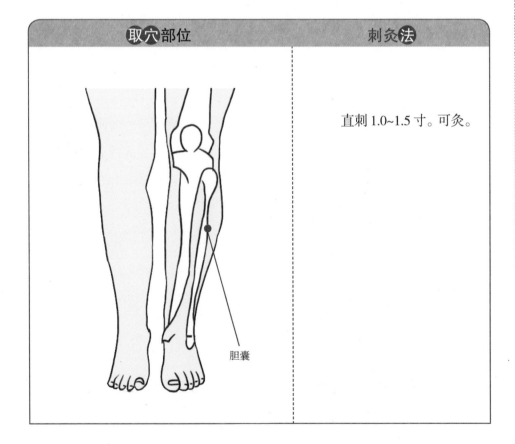

取穴部位	刺灸法
胆囊	直刺 1.0~1.5 寸。可灸。

<<< **阑尾**

▌穴位触诊法

足三里穴直下 2 寸。

▌主治

阑尾炎、消化不良、下肢痿痹。

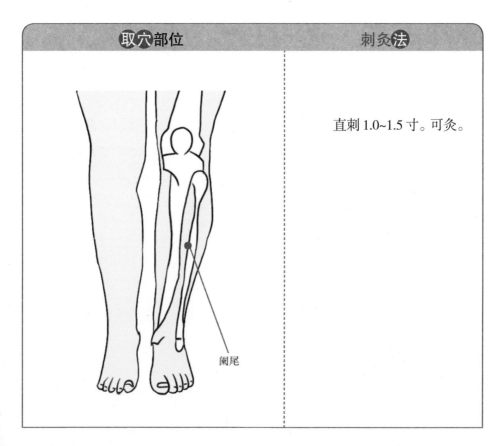

取穴部位	刺灸法
阑尾	直刺 1.0~1.5 寸。可灸。

<<<< 八风

穴位触诊法

足背，第一至第五趾间，趾蹼缘后方赤白肉际处，一足 4 穴，左右共 8 个穴位。

主治

毒蛇咬伤、足跗肿痛、脚弱无力、足趾青紫症、头痛、牙痛、疟疾。

取穴部位	刺灸法
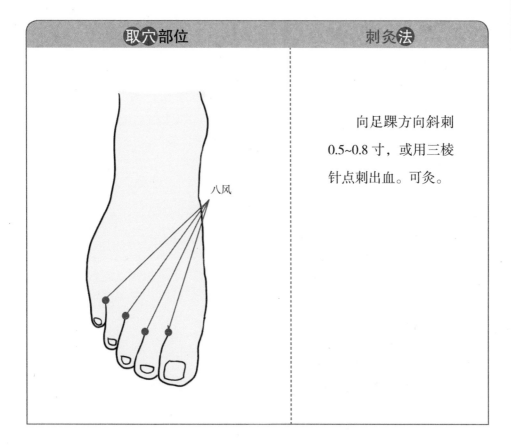	向足踝方向斜刺 0.5~0.8 寸，或用三棱针点刺出血。可灸。

八风

针
灸

养
生

◀◀◀◀ **独阴**

穴位触诊法

足底，第二趾远侧趾间关节横纹的中点。

主治

卒心痛、胸胁痛、月经不调、疝气、呕吐、吐血、死胎、胞衣不下。

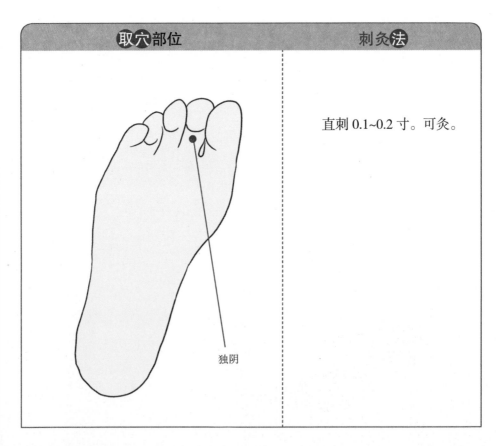

取穴部位	刺灸法
独阴	直刺 0.1~0.2 寸。可灸。

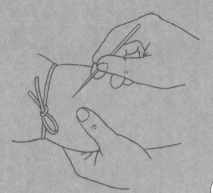

第五章 针灸法

针灸法是针法和灸法的合称。针法主要是通过将毫针按一定穴位刺入患者皮肤并进入患者体内，用捻、提等手法来治疗疾病的一种方法。将燃烧着的艾绒在一定穴位熏灼皮肤，利用热的刺激来对疾病进行治疗的方法就是灸法。针灸在中国古代治疗各种疾病的过程中经常被用到。

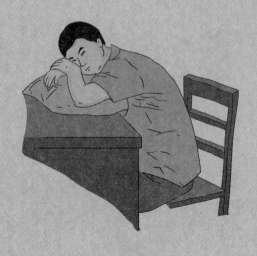

一、针灸疗法的种类与特点

传统的针灸疗法和由它所衍生出的其他的针灸疗法就是广义的针灸疗法；限制于传统的针灸疗法就是狭义的针灸疗法。通常所用的有如下几种。

● 体针疗法

体针疗法是最基本、最常用的针法。它是在中医基本理论指导下，辨证论治，选取十四经经穴、经外穴、阿是穴，应用针具刺入腧穴，施以一定手法，使之得气，从而疏通经络，调和气血、阴阳、脏腑，以达到治疗疾病的目的。针具在古代有九种：大针、长针、毫针、圆利针、铍针、锋针、缇针、圆针、镵针。今人主要用毫针，三棱针、梅花针、芒针也有应用；与物理治疗结合起来应用的也不少。

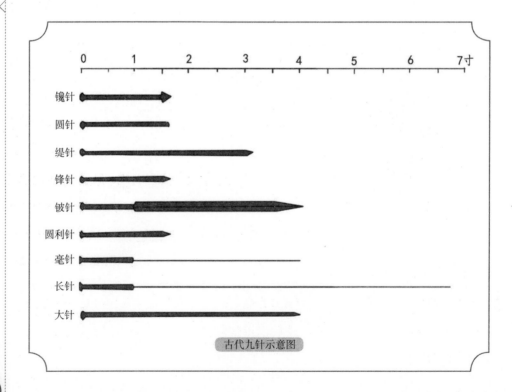

古代九针示意图

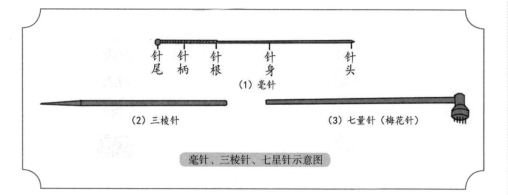

毫针、三棱针、七星针示意图

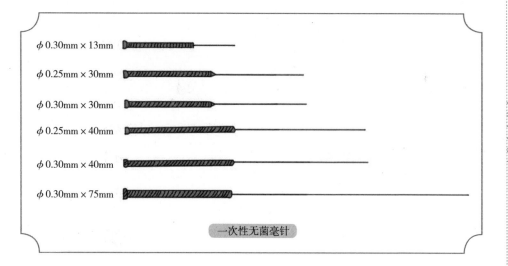

一次性无菌毫针

● 头针疗法

属微刺系统。头针穴线分布在头皮上，均以督脉、膀胱经、胆经的经穴标志穴线的位置，用毫针刺入帽状腱膜下疏松组织，行快速捻针手法治疗。以神经系统疾病为主要适应证，且常按大脑皮质功能定位选穴。

● 面针疗法

属微刺系统。刺激点分布在颜面皮肤上，以点为穴。常选有压痛或敏感点，施以毫针浅刺，得气留针，隔时捻转以增强刺激。以脏腑病为主要适应证，偶用于针刺麻醉。

● 鼻针疗法

属微刺系统。穴位分布于鼻部及其周围，以敏感点取穴，施以毫针浅刺，得气留针，隔时捻转以增强刺激，主治各科疾病。

● 耳针疗法

属微刺系统。穴位分部在耳郭的正背两面，正面穴位82个，背面穴位9个，多以组织器官命名。选好穴位，注意找敏感点，毫针浅刺在皮下，中刺可达软骨膜，深刺可达软骨，捻转180°；急症、痛证、实证、热证可以深刺、强刺激；寒证、虚证、慢性病宜浅刺、轻刺激，亦可用埋针法、埋压法。注意严格消毒，预防感染，防止发生软骨炎；妊娠妇女慎用，以避免流产。耳针应用甚广，为最常用的微刺疗法，主治各种病症。

● 手针疗法

属微刺系统。穴位分布于手掌背两面，命名主要为身体部位，按病痛部位取穴。施以毫针，快速进针并提插捻转，快速出针。手针刺激较强，疼痛较重，治疗前除应向患者解释清楚取得配合外，还应注意无菌技术，防止感染。治疗中要防止晕针、刺伤骨膜、肌腱。主治以痛证为重点。

● 足针疗法

属微刺系统。穴位分布于足掌背两面，穴位以编号命名；按主治选穴。根据部位不同，用毫针直刺、斜刺、横刺、点刺、捻转，强刺激，多留针1~3分钟。常左病取左，右病取右，两侧同病取两侧穴位。主治以痛证为重点。

● 腕踝针疗法

属微刺系统。进针点腕部6个，足踝部6个。常用1.5寸、30号毫针，采用皮下横刺，一般进针1.4寸左右，平行留针于皮下浅层，不提插、不捻转、轻刺激。以痛证、瘙痒、神经系统疾病为主治重点，无绝对禁忌证。

二、针刺手法

刺法是用针刺治疗疾病的方法，也称"针法"。是利用不同的金属针具，刺入人体一定的穴位上，施以不同的手法，或通过针刺放血、叩击体表等，刺激腧穴，激发脏腑经络之气，达到调和阴阳，扶正祛邪，疏通经络，行气活血等防病治病的目的。

● 针刺的工具

现代的针具起源于古代的九针，目前的临床上所使用的毫针、三棱针、皮肤针、皮内针、眼针等都是最常用的针具。

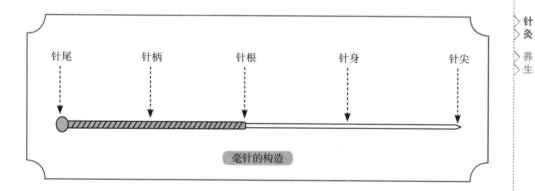

针尾　　　针柄　　　针根　　　针身　　　针尖

毫针的构造

在针刺治疗当中，毫针为主要的针具，其临床应用最为广泛，是用不锈钢作为原料所制成，其特点为硬度强、坚韧而富有弹性、不易锈蚀。也有用金、银等各种金属作为原料所制成的针具，但是不如不锈钢针具应用广泛。毫针的结构可以分成针尖、针身、针柄、针尾、针根五个部分，其规格按照长短与粗细划分。

● 针刺前的准备

1.针刺练习法的手法和指力的锻炼，为针刺技术的基本训练，是顺利进针，使得疼痛减少，疗效提高的基本保证。指力指的是医生持针时手的力

针
灸

养
生

度。对指力进行练习的具体操作方法如下：使用松软的厚布或是细草纸折叠30~50层，厚度约为2厘米，使用丝线将其扎紧。然后拿1~2寸的毫针采用执笔的方式不断地进行直刺练习，使得针体垂直在布垫或是纸垫上，针尖抵在布垫或是纸垫之后，手指逐渐将压力加大，刺透布垫或是纸垫之后另外换一个地方像之前一样进行练习。反复练习到能够灵活迅速地刺入，就说明指力已经足够。在指力已经足够的基础之上，再练习针刺手法，包括练习刺速、捻转、提插。

（1）速刺的练习法：是以左手拇指或示指爪切，右手持针，使针体垂直快速地刺入，反复练习以掌握进针手法。

（2）捻转的练习法：是以右手拇、示、中指持针，刺入以后，拇指与示、中二指做向前、向后来回的捻转。要求捻转的角度均匀，快慢自如。一般捻转150~200 r/min，方能达到灵活自如的程度。

（3）提插的练习法：以右手拇、示、中指持针，刺入后，做上下提插的动作。要求提插的深浅适宜，以能达到所要进入的深浅度为宜。在上述几种基本手法，已达到熟练掌握的基础上，就可进一步进行综合手法的练习，即将上述手法结合在一起练，手法熟练后，最后在自己身体的穴位上练习进针和行针，也可以是同学之间互相练习。

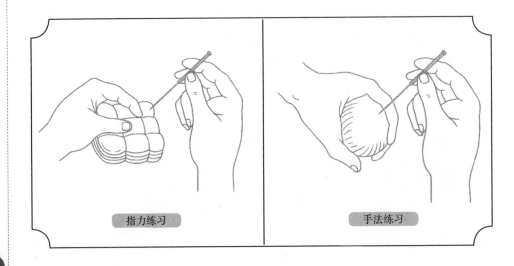

指力练习　　　　　　　　　　手法练习

2.在进行针刺的时候病人应当采取适当的体位,这样对腧穴的正确定位、针刺的施术操作、持久的留针及防止晕针、滞针、弯针等具有一定帮助。其原则应当是便于医生的操作施术、病人感觉舒适自然并能够保持较长时间。通常体位分成坐位或是卧位。对于精神紧张、年老体弱及病重或是初诊的病人,应当采用卧位。其中仰卧位适合选取头、面、胸、腹部以及上下肢部分腧穴;侧卧位则适合选取身体侧面少阳经腧穴与上、下肢的部分腧穴;俯卧位适合选取头、项、脊背、腰尻、下肢背侧以及上肢部分腧穴;俯伏坐位适合选取头与项肩背部的腧穴;侧伏坐位适合选取头部的一侧、面颊与耳前后部位的腧穴;仰靠坐位适合选取前头、颜面与颈前等部位的腧穴。

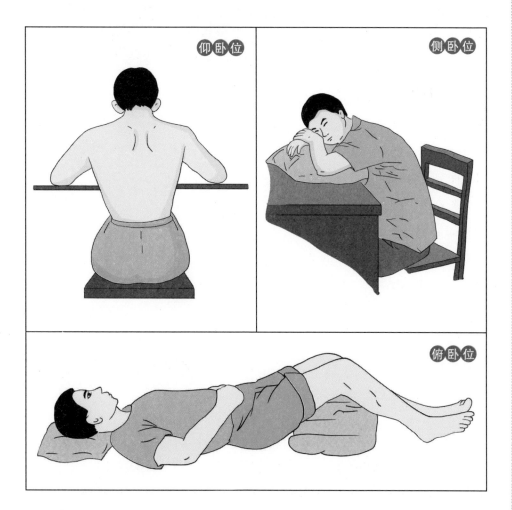

针灸
养生

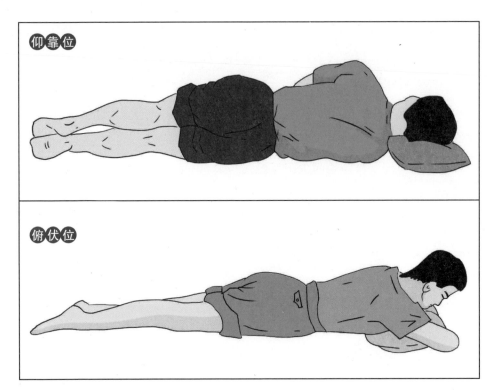

仰靠位

俯伏位

3.选择针具应当根据病情以及病人的年龄、性别、体质、病位、胖瘦、腧穴情况，选取粗细、长短合适的针具。男性、体壮、形肥、病深者，用针可以稍长稍粗；女性、体弱、形瘦、病变部位较浅者，所选用的针具宜短宜细。

4.消毒包括对医生手指、针具与腧穴部位进行消毒。其中针具的消毒方法包括药物消毒、高压消毒和煮沸消毒。

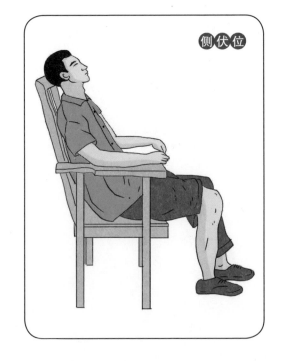

侧伏位

三、毫针刺法

● 规格

长短的规格：

0.5寸（15毫米）、1寸（25毫米）、2寸（40毫米）、2.5寸（50毫米）、3寸（75毫米）、3.5寸（90毫米）、4寸（100毫米）

粗细的规格（以直径大小分别）：

26#（0.45毫米）、28#（0.38毫米）、30#（0.32毫米）、32#（0.28毫米）

毫针分为5部分：

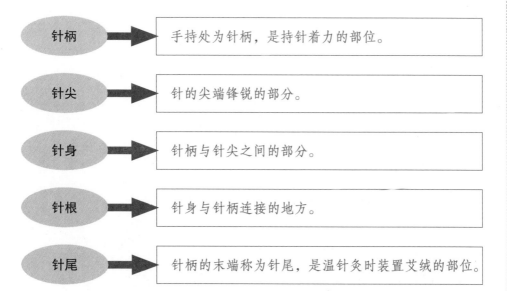

针柄	→	手持处为针柄，是持针着力的部位。
针尖	→	针的尖端锋锐的部分。
针身	→	针柄与针尖之间的部分。
针根	→	针身与针柄连接的地方。
针尾	→	针柄的末端称为针尾，是温针灸时装置艾绒的部位。

● 刺法

常用进针法

刺手：持针之手为刺手。刺手作用是掌握针具，施行手法操作。

押手：按压穴位局部的手称为押手。押手的作用是固定穴位位置，使针身有所依附，保持针体垂直，准确刺入腧穴，减少疼痛。

1. 单手进针法 用刺手拇、示指进针，中指端紧靠穴位，指腹抵住针身下段，当拇、示指向下用力时中指随之屈曲，将针刺入。多用于短针。

2. 双手进针法 双手配合，协同进针。

指切进针法

押手拇指端切按穴位旁，刺手持针沿押手指甲缘刺入穴位，适宜短针。

夹持进针法

押手捏住针身下端，露出针尖，刺手夹持针柄，将针尖对准穴位，双手配合，刺入穴位，适宜长针。

舒张进针法

押手将皮肤向两侧撑开，使之绷紧，刺手持针从押手拇、示指中间刺入，适宜于皮肤松弛部位。

提捏进针法

押手将皮肤捏起，刺手持针从捏起部的上端刺入。适宜于皮肉浅薄的部位。

针感的种类

针刺的角度和深度

1.针刺的角度　针刺的角度是指进针时针身与皮肤表面所形成的夹角。

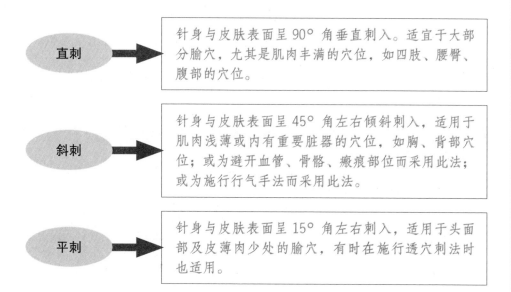

直刺　针身与皮肤表面呈90°角垂直刺入。适宜于大部分腧穴，尤其是肌肉丰满的穴位，如四肢、腰臀、腹部的穴位。

斜刺　针身与皮肤表面呈45°角左右倾斜刺入，适用于肌肉浅薄或内有重要脏器的穴位，如胸、背部穴位；或为避开血管、骨骼、瘢痕部位而采用此法；或为施行行气手法而采用此法。

平刺　针身与皮肤表面呈15°角左右刺入，适用于头面部及皮薄肉少处的腧穴，有时在施行透穴刺法时也适用。

2.针刺的深度　是指刺入腧穴内的深浅度。一般以既有针感又不伤及脏器为原则，影响针刺深度的因素有很多，具体包括体质、病情、季节、年龄和腧穴的位置等。

刺激强度

刺激强	使用手法	适用症状
强刺激	常用幅度大、频率快以及重手的提插、捻转，有时尚可配合刮针、弹针、震颤等法，患者有较强的针感，并时见向针刺周围、患处和循经扩散。	适于体质壮实、耐受力好、实证和热证病人，如痛证、急症、痉挛、瘫痪等，常用于四肢肌肉丰厚处穴位。
中刺激	常用幅度、频率、手力中等的手法进行提插捻转，力求病人有中度的针感，常见向周围、病处行气。	适用于一般疾病和病人。
弱刺激	常用幅度小、频率慢、轻手的提插捻转手法或平刺留针，力求病人稍有针感，仅见针感略向周围扩散。	适用于体质虚弱、病症轻微者以及女性、儿童。

针灸养生

● 行针与得气

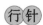

进针后施以一定的手法，称为行针。

（一）基本手法——针刺的基本动作

>>> **1. 提插法**

针尖进入一定深度后，施行上下、进退的行针动作，将针从浅层插下深层，由深层提到浅层，如此反复。一般提插幅度大，频率快，刺激量就大，反之就小。

>>> **2. 捻转法**

针刺到一定深度后，将针向前、向后来回旋转捻动，反复多次。一般捻转幅度大，频率快，刺激量就大，反之就小。

在使用捻转法时，要注意什么问题？

捻转时不能单向转动，否则针身易缠绕肌纤维，使病人产生局部疼痛，并造成滞针。

（二）辅助手法——为加强针感和促使针后得气的一些方法

| 循法 | 是用手指顺着经脉的循行，在腧穴的上下部轻柔地按循。本法的作用主要是激发经气运行，加速针刺得气。 |
| 刮法 | 用拇指抵住针尾，以示指或中指指甲轻刮针柄。作用为加强针感。 |

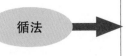

针灸 养生

| 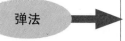 | 用手指轻弹针尾，使针体微微震动。作用为加强针感。 |

| 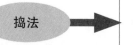 | 轻摇针体，可以行气。直刺而摇，加强针感，斜刺、平刺而摇可促使针感向一定方向传导。本法适用于浅表的腧穴。 |

| **飞法** | 将针先做较大幅度的捻转，然后松手，拇、示指张开。一捻一放，反复数次，如飞鸟展翅之状，在于催气。本法适用于肌肉丰厚处的腧穴。 |

| **捣法** | （震颤法）持针做小幅度的快速提插捻转动作，使针身轻微震颤，以增强针感。本法适用于肌肉丰厚处。 |

注意事项

在行针的时候，使腧穴产生感应，借以疏通经络，调和气血，从而达到治病的目的。

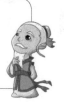

1. 什么叫得气

在针刺过程中，施行一定的手法，使针刺部位产生经气感应，就称为得气，又称"针感"。

得气的标志

患者：有酸、麻、重、胀的感觉，有时还会出现热、凉、痒、痛，抽搐、蚁行等感应，或有传导感觉。

医者：持针之手有针下沉重、紧涩的感觉。

2.影响得气的因素

体质	凡阳气亢盛，体质较好，比较敏感，反应快者，得气亦快。 凡阴盛阳衰，体质较差，比较迟钝，反应慢者，得气亦慢。
操作	取穴不准确，针刺角度、深度、方向掌握不好，得气就慢，反之则得气就快。

3.得气的临床意义

　　针刺所以能治病是因其具有调气的作用。临床经验证明，得气与否及气至的速迟，不仅关系到针刺的疗效，而且可以借此推断正气的盛衰、疾病的预后及转归。《灵枢经·九针十二原》说："刺之要，气至而有效。"说明了得气与疗效有直接关系。

得气的临床意义	①只有得气才有效； ②得气快，见效快，预后好； ③得气慢，见效慢，预后差； ④不得气，效果差，甚至无效。

● 进针、出针与留针

进针手法

　　进针指的是将针刺入人体欲刺穴位的过程。进针的方法具有快和慢的分别，在临床中经验丰富的针灸医生会根据患者的不同情况采取不同的进针方法。

（1）捻转慢进针手法

　　从开始进针直到针刺的深度，一直采用缓慢的捻转进针。

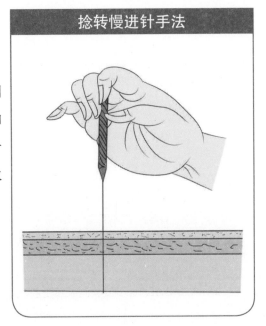

捻转慢进针手法

【具体操作手法】

　　针刺之前使用镊子首先在穴位皮肤上进行 5 秒左右的按压，使将要针刺的部位出现一个凹陷点，以右手拇指和中指指腹轻轻捏住针柄，示指压于针尾之上，针尖与凹陷处对准，调整好针体进针的方向，示指于针尾产生压力，拇指与中指负责进行捻转，要保持压力平衡，捻转角度是 90° 到 180° ，捻转的速度为 5~10 次 / 秒，捻转的角度也要均匀。

　　当针体从皮肤层通过：压力要轻缓，捻转的速度要快，通过的时间要在 20~60 秒之间。如果患者有疼痛出现，可以将压力减轻，压力的大小以及手感具有明显的阻力为宜，除此之外还要适当地减小捻转的角度。也可以通过对针尖在皮肤上的凹陷深浅进行观察，来决定捻转的角度。比如，合谷、足三里两穴，凹陷的适宜角度为30° ，超过 45° 之后极易产生疼

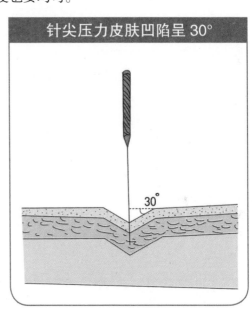

针尖压力皮肤凹陷呈 30°

30°

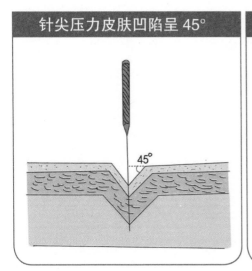

针尖压力皮肤凹陷呈 45°

45°

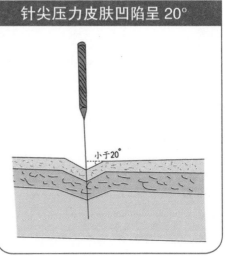

针尖压力皮肤凹陷呈 20°

小于20°

痛，如果低于 20°，进针的速度又会太慢。

皮肤具有比较强的阻力，且有弹性，在进针的过程中当手感的阻力开始变弱，其针尖即将从皮肤层通过或是已经从皮肤层通过时，将针柄放开，短柄的佛手针（5 厘米长）可自立，而在皮肤比较薄的部位可以斜立，比如股内侧穴位。

当针体从脂肪层通过：针体置脂肪层的时候，手感的阻力最小，没有明显感觉，这时可以将进针的速度加快。

（2）捻转快进针手法

捻转快进针手法的优点为进针的速度快，容易掌握，方便使用。缺点为会突然发生针感，容易有撞击性疼痛产生，给患者带来不必要的恐惧与疼痛。由于手指有比较强的捏力，针柄接触到手指的皮肤面积比较大，相对于指端其指腹的感觉要迟钝，因此手感的敏锐度不够，也无法及时地对针感进行调整。

佛手式长柄针捻转快速进针方法

左手拇指或是示指的指端用力陷于穴位上，右手的中指、拇指以及示指捏住针柄，进针时沿着指端进行下压捻转，速度大约是 4 次 / 秒，捻转的角度是 90°～180°。由于皮肤上具有较强的压力，一般以针体不弯曲为适宜，一边捻针一边推针体，直到到达穴位的深度。

佛手式长柄针捻转快速进针方法

左手拇指或是示指的指端用力陷于穴位上，右手的中指、拇指以及示指捏住针柄，进针时沿着指端进行下压捻转，速度大约是每秒4次，捻转的角度是90°～180°。

四指捻转快速进针法

这种手法大多用于长针快速进针（6.7 厘米以上的长针），其优点是简单容易学习，进针的速度快，疼痛的感觉较轻。缺点相同于三指捻转快速进针法，除此之外不方便消毒，特别是扶针体的手指不能进行严格彻底消毒。

操作方法：用中指、示指、拇指捏住针柄，无名指扶住针体；或者是用拇指、示指将针柄捏住，无名指与中指将针体扶住，其作用为在用力进针的时候防止针体发生弯曲。这种方法所进行的捻转速度比较慢，其捻转的角度是 45°~90°，速度为 2 次/秒。为了使刺针所带来的疼痛得到减轻，建议多采取爪切法，即用左手拇指指端在穴位皮肤上用力掐，针尖沿指端刺入。

四指捻转快速进针法	摇刺进针手法
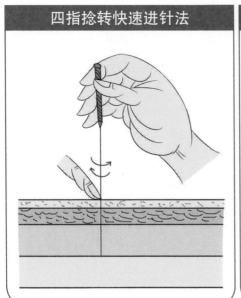	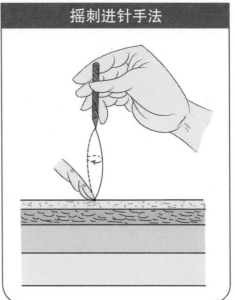

（3）摇刺进针手法

目前，摇刺进针手法的应用比较少，有时也可以与爪切法进行配合应用。这种方法在通过皮肤的时候要缓慢进针，穿过皮肤之后再将进针的速度加快。其操作的方法是：医者用右手拇指、示指与中指捏住针柄，将针尖放于针柄的压痕上，将针加压至针体稍微弯曲时，用四指摇动针体，以便针体能顺利进入皮肤。

（4）直刺进针手法

直刺进针手法，通常要与左手爪切法相配合，在患者咳嗽时进针。其优点是省时，具有超强刺激，对麻痹症以及严重的疼痛症具有明显的疗效。缺点是与捻转进针相比，寻找有效针感时不太理想，因此在治疗慢性内脏疾病时不适合采取这种手法。

使用这种手法时，针具大多采取粗针进行快速进针（直径在 0.48 毫米以上）。其操作的方法是：用右手拇指、示指以及中指紧紧捏住针柄，或是使用示指、拇指捏住针柄，无名指、中指扶住针体，使用的压力要强而均匀，捻针时要缓慢，将针迅速地刺入并且向前推进，直至达到最佳针感层的要求。在进针的过程当中只需要捻转 1~2 次。

出针手法

针刺完毕，应当依据患者病情的轻重保持一定时间的针感，之后就可以出针。出针的手法不可以敷衍了事。张景岳说："所谓出针者，病势既退，针气必松。未退者，针气固涩，推之不动，转之不移，此为邪气吸拔其针，真气未至。不可出而出之，其病即复。必须再施补泻，以等其气至，候微松方可出针豆许，摇而少停。补者，候吸徐出针而急按其穴。泻者，候呼疾出针而不闭其穴。故曰：下针贵迟，太急伤血。出针贵缓，太急伤气。"

注意事项

第一，在针感完全消失之后才可以起针；第二，出针时的手法要轻巧，以免针感的再次出现，一旦有第二次针感出现，可以将皮下留针时间延长，等到针感消失后出针；第三，留针时不可以将针感解除，出针之后针感还未消失，称作遗感，在出针后应当应进行相应处理。

慢速出针法

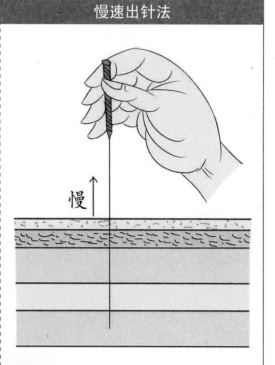

慢速出针法

　　留针时待针感完全消失后，针体与组织没出现粘连时，可将针一次缓慢地提出体外。

针
灸
养
生

快速出针法

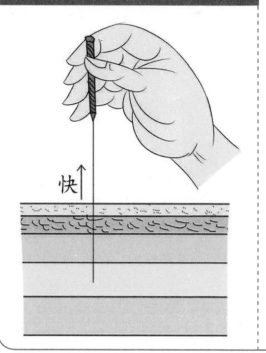

快速出针法

　　此手法应在针道较滑润时使用，如果针体与组织发生粘连或出针时发生疼痛，都不宜采用此手法。操作方法为：右手拇指、示指和中指或者以拇指、示指将针柄捏住，将针迅速一次性退出体外。

慢速出针法

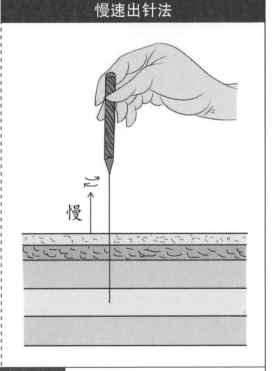

慢

捻转出针法

待针感完全消失后，若皮肤组织与针体发生粘连，出针时很容易将皮肤带起，会产生轻微疼痛感。此时应该在出针时轻微地将针体捻转及进退，使针体与粘连组织脱离开后将针提至皮肤层，等针感完全消失后方可出针。

按压出针法

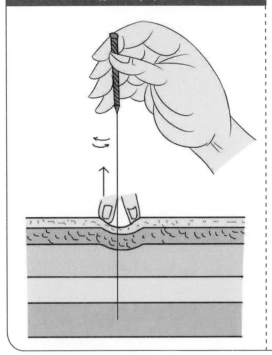

按压出针法

若皮肤组织与针体发生粘连或者皮肤松弛，出针时易将皮肤带起产生疼痛感，此时可以左手拇指和示指分别按压住针体皮肤两侧，右手将针轻轻提出体外，也可稍稍捻转针体而后出针。出针后针孔大多伴有微痛感，用消毒干棉球轻轻按揉针孔部位，痛感会很快消失。

处理后遗感的方法

造成后遗感的因素：医生的手法粗糙，针刺时刺激过于强烈，使用不合格针具，导致刺伤有关感觉组织，如在骨膜上点刺时手法过重，或刺伤神经髓鞘、肌肉或肌腱等。轻者会感觉不适，重者可导致运动障碍。

具体处理方法为：做局部按摩。在离心端穴位或者是同经络较近的穴位再针刺一次，但针感不宜过强。以拇指或示指指端按压第二、三掌骨之间的指掌关节处，压力大小以产生疼痛感为度。灸同经的指端穴位。在针感局部采用大面积温灸法。

留针手法

留针是指将毫针停留在人体组织中达到一定疗效的一种手法。是毫针治疗的一个重要环节。《灵枢·小针解》篇载："上守机者，知守气也。机之动不离其空中者，知气之虚实，用针之徐疾也，空中之机清静以微者，针以得气，密意守气勿失也。"

针刺时，将毫针停留在人体组织中达到一定的疗效，此手法称为留针手法。留针为毫针治疗的一个重要环节。留针的恰当与否，与其疗效有直接的关系。

此外，留针还要因人而异，身体健壮者，宜久留，老年及婴儿则留针时间要短。同时还要根据不同的病症、不同的行针时间及针感的敏感程度来确定留针的时间。

留针候气法

留针候气法是指将针刺入穴位应有的深度，在不易产生较明显针感的情况下，使用寻找针感的方法，将针置穴内等候针感的出现。

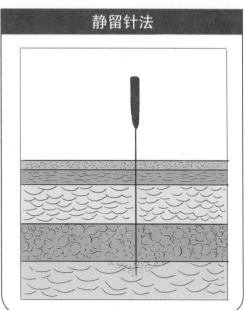

静留针法

静留针法

《素问·离合真邪论》载："静以久留，以气至为故，如待所贵，不知日暮。"就此观点，留针候气也是依据患者的病情适当地进行留针。进行留针候气时，每隔30分钟可以缓慢提插或是轻轻捻转一次针，也可以试着使用各种增强针感的手法，使得针感的深度达到要求。针对完全麻痹的患者在体位以及穴位不正确的状态下，无法等候到应有的针感。

> **存在以下几点需要留针候气：**
> ①摸穴准确，体位正确，其针体的深度适中；
> ②针感迟钝，身体虚弱的患者；
> ③只可以寻找到轻微的针感。

临床多用于对针感耐受性较差的慢性、虚弱性患者。此外，病情属虚或寒需行补法时，按"寒则留之"也用本法。

静留针法指的是在针尖从组织刺入，针感会相对敏锐，比如手指轻轻地轻压或是碰击针尾，可以使得针感的增强明显，离开手之后针感仍旧存在，在不施加任何辅助手法的情况下所进行的留针。留针时针感虽然会逐渐减弱，但是不容易消失，最长能够保留5小时以上。

动留针法

《针灸大成》云："病滞则久留针。"即将对入腧穴进行针刺时，首先行针，等到气至后，停留一定的时间，在留针的时间中反复进行运针。此类方法叫作动留针法，也叫作间歇行针法。此法的作用在于能够对针刺感应增强，以达到补虚泻实的目的，除此之外，临床用于针后经气不至者，可以一边行针一边催气，一边留针一边候气，直到等待气至。医者对留针必须要重视，首先要将不适合留针的患者排除，比如惧针者、初诊者、体质虚弱者、不能合作的儿童；其次要将不适合留针的部位排除，比如胸部、眼区、喉部等；再次要将不适宜留针的病情排除，比如尿急、尿频、腹泻、咳喘等类病症，对需要留针、能够留针者，在留针的期间，要时刻注意患者的表情以及面色的变化，以防止发生晕针等意外。

旋针留针法

旋针留针法指的是在停止手法操作之后，针感不容易保留的情况下所采取的留针方法。留针时，将针往一个方向旋转，旋转时进行左右捻转实验，将针感旋到针感比较强的一侧，达到强度要求后稍微停留几秒，在针感保持不消失的情况下，将手轻轻从针柄上离开。这种方法保留针感的时间比较长，但是在一定时间内其针感也会消失。依据病情若需将留针时间延长，可以按照原方向继续进行旋转。留针达到目的后，须将针体旋回原来的位置，才可以出针。

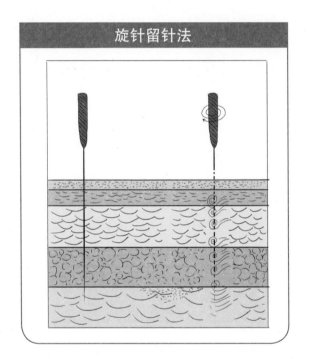

旋针留针法

间断留针法

当针尖刺到针感组织边缘时，若针感层敏感度不够，虽可掌握针感的程度，并在短时间之内仍旧可以保留一定的针感，但是无法保留到所要求的留针时间，所以一定要在针感减弱至一定的程度时，采用原操作方法再进行一次，使得针感达到原针感的程度。依据所要求的时间以及针感强弱程度来定具体操作的次数。

以上所述的各种留针法，均是以达到某种治疗作用为目的。但是针感的保留是有最佳时间的，太过和不及对疗效均有不良影响，所以在达到疗效后要及时将所保留的针感消除。

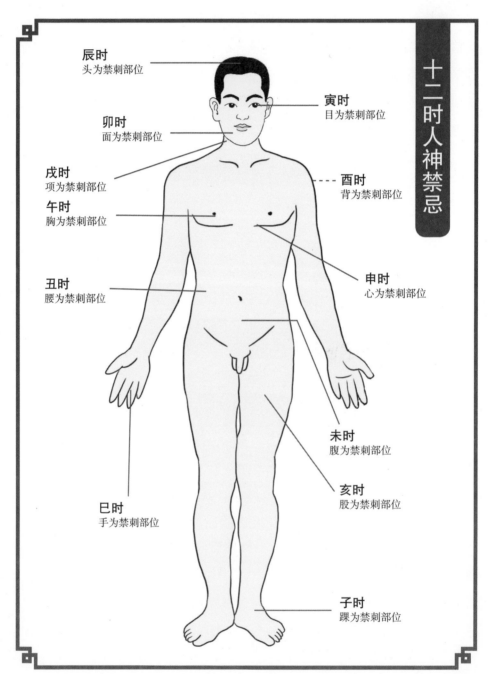

辰时
头为禁刺部位

寅时
目为禁刺部位

卯时
面为禁刺部位

戌时
项为禁刺部位

酉时
背为禁刺部位

午时
胸为禁刺部位

丑时
腰为禁刺部位

申时
心为禁刺部位

未时
腹为禁刺部位

亥时
股为禁刺部位

巳时
手为禁刺部位

子时
踝为禁刺部位

十二时人神禁忌

● 针刺补泻

补气与泻气的原理

阴阳平衡，调和血气，坚固骨髓。在阴阳失调的情况下，对疾病的治疗，必定是扶弱制盛。扶弱即增加体内能量的物质，让气旺盛起来，称为补；制盛即增加其减少能量的物质，使气减弱，称为泻。这是治疗的基本原则。

1.药物补泻原则

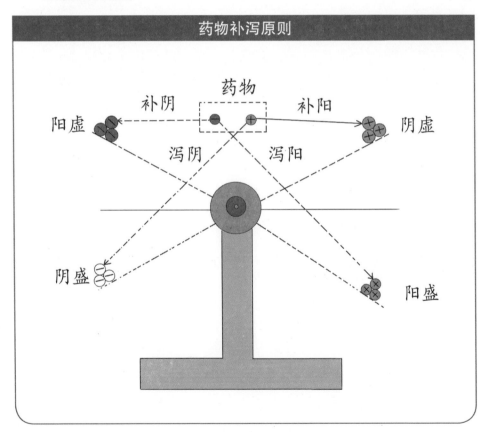

药物补泻原则

> 针
> 灸
>
> 养
> 生

2. 毫针补泻

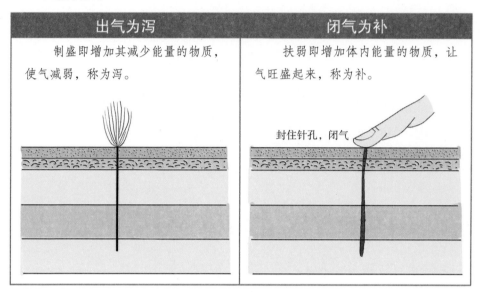

出气为泻	闭气为补
制盛即增加其减少能量的物质，使气减弱，称为泻。	扶弱即增加体内能量的物质，让气旺盛起来，称为补。

封住针孔，闭气

毫针调气的基本原则

1. 调理阴或阳的不平衡

毫针调气的作用在于：以调理虚、实、盛、弱为目的，扶助虚弱者，减弱制盛者，令其不弱不盛，不虚不实。

毫针调气的作用

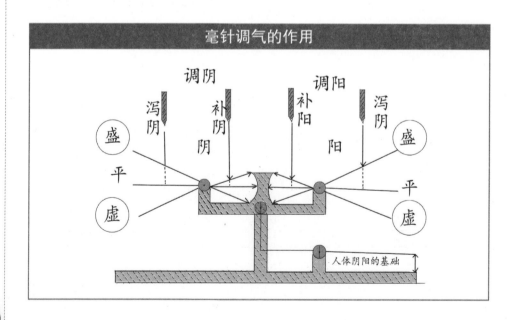

调阴　　　　调阳
泻阴　　补阴　　补阳　　泻阳

盛　　　　　　　　　　盛

平　　　　阴　　阳　　　　平

虚　　　　　　　　　　虚

人体阴阳的基础

2. 调理阴阳的不平衡

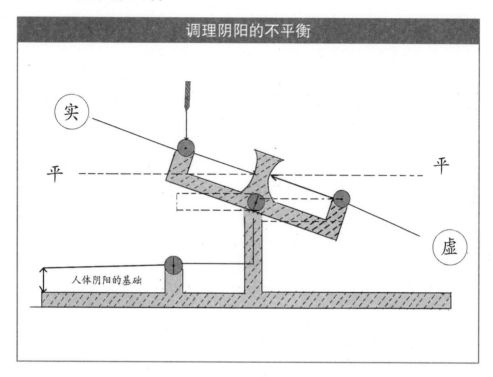

调理阴阳的不平衡

3. 调理阴阳两虚

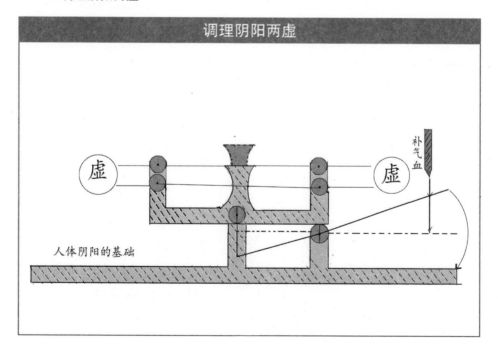

调理阴阳两虚

补泻方法

补法：泛指鼓舞正气，使低下功能恢复旺盛的方法。

泻法：泛指消除病邪，使亢进功能恢复正常的方法。

补泻效果的产生取决于以下3个方面的因素：

①功能状态：虚则补，实则泻，热则清，闭则启。

②腧穴特性：有些穴位多适宜于补虚，如关元、足三里，有些穴位多适宜于泻实，如十宣、井穴。

③针刺补泻的手法。

（一）单式补泻法

指较单纯地运用针刺方法，以快、慢、轻、重及方向的不同而达到补泻的目的。

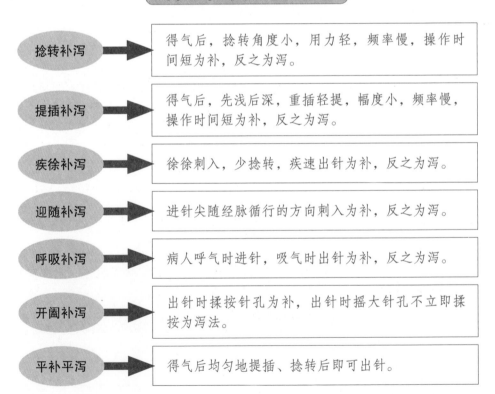

内经中的十二针刺法

捻转补泻 ➡ 得气后，捻转角度小，用力轻，频率慢，操作时间短为补，反之为泻。

提插补泻 ➡ 得气后，先浅后深，重插轻提，幅度小，频率慢，操作时间短为补，反之为泻。

疾徐补泻 ➡ 徐徐刺入，少捻转，疾速出针为补，反之为泻。

迎随补泻 ➡ 进针尖随经脉循行的方向刺入为补，反之为泻。

呼吸补泻 ➡ 病人呼气时进针，吸气时出针为补，反之为泻。

开阖补泻 ➡ 出针时揉按针孔为补，出针时摇大针孔不立即揉按为泻法。

平补平泻 ➡ 得气后均匀地提插、捻转后即可出针。

（二）复式补泻法

指将操作形式、作用相同的手法结合在一起达到补泻的目的的方法。

① 烧山火（热补法） ⇨ 　将针刺入腧穴深度的上1/3（天部），得气后行捻转补法，再将针刺入腧穴深度的中1/3（人部），得气后行捻转补法，然后再将针刺入腧穴深度的下1/3（地部），得气后行捻转补法，即慢慢地将针提到上1/3（天部），如此反复3次，即将针紧按至地部留针。此法多用于治疗冷痹顽麻、虚寒疾病。

② 透天凉（凉泻法） ⇨ 　将针刺入腧穴深度的下1/3（地部），得气后行捻转泻法，再将针提至腧穴深度的中1/3（人部），得气后行捻转泻法，然后再将针提至腧穴深度的上1/3（天部），得气后行捻转泻法。将针缓慢按至下1/3（地部），如此反复3次，将针紧提至上1/3（天部）即可留针。此法多用于治疗热痹、急性痈肿等热性病。

③ 阳中隐阴（先补后泻）法 ⇨ 　阳为补，阴为泻。分浅、深两层。先在浅层行补法——紧按慢提九数，再进入深层行泻法——紧提慢按六数。适用于先寒后热，虚中挟实之证。

④ 阴中隐阳（先泻后补）法 ⇨ 　先在深层行泻法，紧提慢按六数，再退至浅层行补法，紧按慢提九数。适用于先热后寒，实中有虚之证。

⑤ 龙虎交战法 ⇨ 　向左转九次——为龙，向右转六次——为虎，交替运用为交战。进针后先以拇指向前用力捻转九数，再次拇指向后捻转六数，如此反复。

针灸 ▸
养生 ▸

四、三棱针刺法

　　三棱针是一种针具，其是用来进行点刺放血。使用三棱针将身体的某些腧穴或是浅表血络刺破，放出微量血液以治疗某种疾病的方法称作三棱针刺法，这种疗法是从砭石刺血法发展而来的，又叫作"刺络法"、"三棱针放血疗法"。

● 操作方法

点刺法

　　先在预刺部位上下推按，使血液积聚在待刺部位，常规消毒后，左手拇、示、中三指夹紧被刺部位或穴位，右手拇、示两指捏住针柄，中指指腹紧靠针身下端，针尖露出 3~5 毫米，迅速刺入 3~5 毫米，迅速退针，轻轻挤压针孔周围，使出血少许，然后用消毒干棉球按压针孔止血。此法又称速刺，多用于指、趾末端穴如十宣、十二井穴、耳尖及头面部的上星、攒竹、太阳等穴。

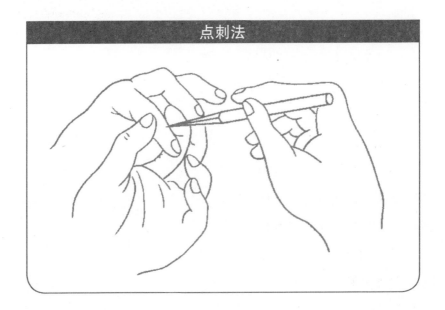

点刺法

散 刺 法

又称"豹纹刺"，是对病变局部周围进行点刺的一种方法。由病变外缘环向中心点刺。此法具有活血化瘀、去腐生新、通经活络之功。此法多用于扭挫伤后局部瘀血、血肿或水肿、顽癣等。针刺深浅根据局部肌肉厚薄及血管深浅情况而定。

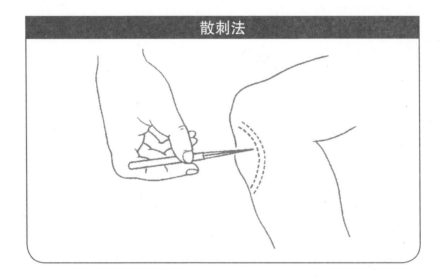

散刺法

刺 络 法

先用橡皮带，结扎在针刺部位近心端，皮肤消毒后，左手拇指压在针刺部位下端，右手持针对准被刺部位的静脉，刺入脉中2~3毫米深度，迅速退针，使流出少量血液，待血止后，用消毒棉球按压针孔。出血时，也可轻轻按静脉上端，以助瘀血、毒邪外出。此法适用于肘窝、腋窝等处放血，又称缓刺。

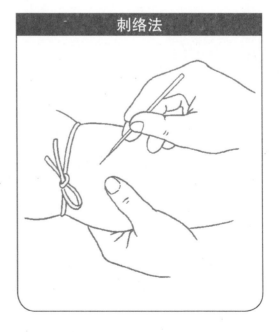

刺络法

针
灸
养
生

其他操作方法

挑刺法
　　用左手按压施术部位的两侧，或捏起局部皮肤，使之固定，皮肤严格消毒后，右手持针，将施术部位（腧穴或反应点）的皮肤挑破，使出血少许。或再深入皮内，将针身倾斜，针尖轻轻抬高，挑断部分纤维组织后，局部消毒，覆盖敷料。此法常用于肩周炎、颈椎病、胃痛、血管神经性头痛、失眠、支气管哮喘等。

丛刺法
　　用三棱针在一个比较小的施术局部多次点刺，使之微微出血。此法多用于急慢性软组织损伤所致的压痛点及痛肿、流火之类疾病引起的局部红肿。

顺刺法
　　由下向上斜刺，针刺前可由上到下推血至放血点。此法以除恶血为主。

逆刺法
　　由上向下斜刺，针刺前可由针刺点向上下推揉，分推血液。此法以放邪气为主。

● 适应证

　　三棱针针法的作用为开窍泄热，通经活络，活血祛瘀，消肿止痛等，适用于各种顽痹疼痛、实证、热证等。常用于高热、中暑、中风、昏迷、急惊风、外伤瘀血疼痛、久痹、顽痹、睑腺炎、头痛、目赤肿痛、咽喉肿痛、急性腰扭伤、疖肿、丹毒、指（趾）麻木等疾病的治疗。

　　大号针主要适用于治疗喘息、痰咳等疾病，以割治、挑治为主；中号针主要适用于疮痈排脓；小号针主要适用于痹痛、瘀血等的清络、放血。

在使用三棱针进行治疗的时候，应注意哪些问题？

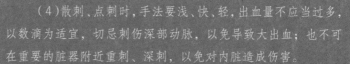

（1）三棱针疗法的刺激性强，治疗时应当做到体位舒适，医患相互配合，防止发生晕针现象。

（2）消毒要严格注意，进行无菌操作，以防止感染。

（3）病人醉酒、过饱、过饥、气血亏虚、体质虚弱、患有血液病或是出血不容易止血者应当禁针，孕妇以及产后宜慎重选用。

（4）散刺、点刺时，手法要浅、快、轻，出血量不应当过多，以数滴为适宜，切忌刺伤深部动脉，以免导致大出血；也不可在重要的脏器附近重刺、深刺，以免对内脏造成伤害。

（5）泻血法通常2~3日进行1次，出血量较多者适当1~2周进行1次，不适宜过度频繁。

五、皮肤针疗法

皮肤针疗法是用多支短针对身体一定部位（腧穴）进行浅刺的一种治疗方法。皮肤针又叫作"梅花针"，是使用5~7枚不锈钢针集为一束，固定在针柄的一端而制成。因为其刺皮却不伤肉，像拔毛状，所以统称为皮肤针。现代又发明出一种滚刺筒，是使用金属制成的筒状皮肤针，其优点是刺激面广、刺激量均匀、使用简便等。采用皮肤针对体表腧穴或是特定部位进行叩打，可通过皮肤—孙络—络脉与经脉，起到调和气血，通经活络，调整脏腑虚实，从而达到防治疾病的目的。

● 操作方法

持针法

右手持针柄，用无名指和小指将针柄末端固定在小鱼际处，用中指和拇指夹持针柄，示指按于针柄中段。这样能充分、灵活地发挥腕部的弹力。

叩 刺 法

常规消毒后，针尖对准叩刺部位，运用手腕力量，均匀而有节奏地弹刺，落针要稳而准，针尖与皮肤垂直接触，要平刺，不能慢刺、压刺、斜刺和拖刺，提针要快，频率要适度，一般叩打 70~90r/min。

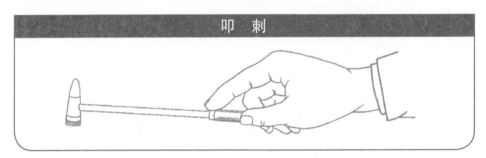

叩 刺

滚 刺 法

常规消毒后，用特制的滚刺筒，手持筒柄，将针筒在皮肤上来回滚动，使刺激范围形成一个狭长的面，或扩展成一片较广泛的区域。

● 刺激强度

施行针刺前的准备工作

① 轻刺激

针体低抬，以轻腕力叩刺局部皮肤至略有潮红。适用于头面部、身体虚弱、老人、儿童及疼痛敏感者。

② 中刺激

介于轻、重刺激之间，使被叩刺皮肤发红，但无出血。适用于一般常见病。

③ 重刺激

针体高抬，用较重腕力叩刺局部皮肤至明显发红和微量出血。适用于胸背部、四肢、青壮年及痛觉不敏感者。

④ 体 位

常用的体位有以下几种：①俯伏坐位，如叩刺项部、背部、脊柱两侧、夹脊穴、膀胱经腧穴、肩胛、背部肋间隙。②仰靠坐位或端坐位，用于叩刺头部、颌下以及胸锁乳突肌前、后和前肋间隙及上肢。③卧位，仰卧位，用于叩刺前胸部、腹部、下肢前面。④俯卧位，用于叩刺腰背部、骶尾部、下肢后面。⑤侧卧位，用于叩刺躯干两侧及下肢外侧面。

● **叩刺部位**

局部叩刺	是叩刺患处局部的方法。如外伤后局部瘀肿疼痛，顽癣等。
循经叩刺	是循经络叩刺的方法。常用于项、背、腰、骶部的督脉和膀胱经，和四肢肘膝关节以下的经络，治疗相应脏腑的疾病。
穴位叩刺	是根据腧穴的主治症，选取相应穴位进行叩刺的方法。多用于各种特定穴，如阿是穴、夹脊穴等。

● **适应证**

皮肤针的适应范围较广，临床各种病证均可应用，如呃逆、哮喘、咳嗽、心悸、眩晕、遗尿、遗精、阳痿、鼻塞、鼻渊、目疾、瘰疬、小儿惊风、痿证、失眠、头痛、偏头痛、胸痛、胁痛、四肢痛、腹痛、痹证、胃脘痛、痛经等。

在进行针刺治疗时，有哪些注意事项？

（1）在操作之前应当注意对针具进行检查，针尖务必平齐、没有钩、没有缺损。

（2）针具以及针刺部位都应当进行消毒，针刺后，须再次进行消毒，并保持针刺部位的清洁，以防止感染；局部皮肤具有溃疡或是创伤者，禁止使用该法。

针
灸

养
生

六、电针疗法

　　电针疗法指的是在针刺腧穴"得气"后，使用电针器输出与人体生物电相接近的脉冲电流，通过毫针在人体经络、腧穴或是某一特定部位进行作用，以达到疾病治疗的一种方法。这种疗法具有针和电两种刺激，可增强对机体的刺激作用，具有提高疾病疗效的特点。

● 方法

配穴原则

　　同时一定选择至少两个穴位，通常采取同侧肢体 1~3 对穴位较为适宜，太多会因为刺激太强而不容易被病人所接受。

电针方法

　　穴位进行针刺"得气"后，将电针器上的输出电位器调到"0"值，将一对输出导线，分别与身体同侧的两根针柄相连，正极接配穴，负极接主穴，特别是在背部、胸的穴位上使用电针时，切记不可以将两个电极在身体两侧进行跨接。然后将电源开关接通，选择合适的波形与频率，逐渐调高到所需要的电流量。每次通电的时间通常是 10~20 分钟，也可以持续更长的时间。在进行电针治疗中，人体由于经过多次刺激后，会有刺激感由强变弱的耐受现象产生。这时，应适当将刺激量加大，调整频率，使得刺激的作用保持恒定。治疗完成后，需要将电位器调至"0"值，然后再将电源关闭，将输出导线拆除，将毫针退出。

● 刺激强度

　　加电后，当电流增加至一定的强度时，患者会开始伴有刺麻感，这时的电流强度叫作"感觉阈"。当电流量持续增加，患者会突然伴有刺痛感出现，此时的电流强度叫作"痛阈"。通常认为治疗的最佳刺激强度为"感觉阈"与"痛阈"之间的电流，但是此区间的范围比较窄，对电流进行调节时要小心适宜。

脉冲电流的作用

人体组织是复杂电解质电导体，其是由无机盐、水分与带电生物胶体组成。当某种频率以及波形不断发生变化的脉冲电流在人体进行作用时，组织中的离子会产生定向运动，将细胞膜的极化状态消除，使得离子浓度以及分布发生明显的变化，进而对人体组织功能造成影响。离子分布与浓度的改变，是脉冲电流治疗作用最为基本的电生理基础。低频脉冲电流通过毫针对腧穴造成刺激，能够调整肌张力，加强镇静、止痛作用，调整人体脏腑功能，通畅气血等。低频脉冲电流的频率、波形不同，其作用力也不同。频率快的称密波（或是称高频），通常是在 50~100 次 / 秒；频率慢的称疏波（或是称低频），通常是在 2~5 次 / 秒。有的电针机可释放连续波（或是可调波），而有的电针机分别装置疏密波、断续波、疏波、密波等数种波形，临床应当根据病情来选择适当的波形，进而提高疗效。

电针机装置

❶ 密 波

能够使得神经应激功能降低。先对感觉神经起到抑制的作用，然后对运动神经也产生了抑制作用，通常适用于镇静、止痛、缓解肌肉与血管痉挛、针刺麻醉等。

❷ 疏 波

其具有较强的刺激作用，能够引起肌肉的收缩，使得肌肉韧带的张力得到提高。对运动神经与感觉的抑制发生比较迟。通常适用于治疗痿证，各种韧带、肌腱、肌肉、关节的损伤等。

针灸

养生

③ 疏密波

是密波、疏波自动交替所出现的一种波形。疏、密交替所持续的时间大约各为 1.5 秒，能够克服单一波形，容易产生适应的缺点。动力具有较大的作用，治疗时的兴奋效应占据优势。能够促进代谢，促进气血的循环，改善组织的营养，消除炎性水肿。通常适用于气血运行障碍、坐骨神经痛、面瘫、肌无力、局部冻伤、疼痛、扭挫伤、关节周围炎等。

④ 断续波

是有节律的，时断、时续的，自动出现的一种疏波。断时，在 1.5 秒时没有脉冲电输出；续时，为密波连续 1.5 秒工作。断续波形，其具有较强的动力作用，能够将肌肉组织的兴奋性提高，对骨骼肌具有良好刺激收缩的作用，通常适用于治疗瘫痪、痿证，也可用来进行电肌体操训练。

⑤ 锯齿波

是脉冲波幅按照锯齿形自动改变的起伏波，16~20r/min 或是 20~25r/min，其频率与人体的呼吸规律相接近，所以可适用于刺激膈神经（相当于天鼎穴部）做人工电动呼吸，对呼吸衰竭（心脏尚有微弱跳动者）进行抢救，所以又称为呼吸波。并且具有调整经络功能，改善气血循环，提高神经肌肉兴奋性等作用。

● 适应证

凡是针刺治疗的适应证，都适用于电针疗法。对于消化、呼吸、运动、泌尿生殖系统疾病、精神神经系统疾病与眼科、耳鼻喉科、外科、皮肤科疾病，以及许多其他类疾病都具有较好的疗效，对某些神经麻痹与神经痛等疾病，临床疗效特别良好。

注 意 事 项

（1）使用前必须对电针器性能以及电池电量进行检查，以便能够对新电池进行及时更换或是修理。

（2）对电流量进行调节时，应当从小到大逐渐增强，以防止肌肉强烈收缩进而导致断针、弯针，或是病人不能够忍受以及晕针等。电流量的大小，以病人感到舒适为准则，不可以过大，也不可以过小。

（3）对刺激部位，应当经常进行变换，不可拘守在一处。

（4）经期妇女、重笃垂危的病人、孕妇或是处在大饥大饱、恼怒、醉酒、疲劳等状态的病人以及内脏器官等都应当禁止使用电针疗法。

（5）对患有心脏病者，要避免电流回路从心脏通过。在靠近脊髓、延髓部位使用电针时，电流量适宜小，以避免发生意外。

七、头皮针疗法

头皮针疗法（又称为颅针疗法或是头针疗法），是对头皮上的特定的刺激部位进行针刺，对疾病进行治疗的一种疗法。中医理论认为，头是诸阳之会，足少阳胆经、足阳明胃经、足厥阴肝经、手少阳三焦经、督脉、足太阳膀胱经、阳跷脉阳维脉均循行至头部，十二经别之脉气也上至头面。可见头皮通过经脉循行和全身各部位有着密切相关，所以，对头皮上的腧穴进行针刺，能够对身体相应部位的疾病进行治疗。头皮针疗法是依据中医的脏腑经络理论，与现代大脑皮质的功能相结合所定位在头皮的投影，来选择相应的头穴线进行治疗的方法。

● 刺激区部位及主治病证

按《中国头皮针施术部位标准化方案》，头皮针施术部位是按区定穴，联穴划线，以线归经。今将14条标准线及其主治病证介绍如下：

额中线

①定位：在额部正中发际内，自督脉神庭穴（前发际上 0.5 寸）向前引长 1 寸的线。属督脉。

②主治：癫痫，精神失常，头、鼻、舌、咽喉部疾病等。

额旁 1 线

①定位：在额部额中线外侧，自膀胱经眉冲穴向前引长 1 寸的线。属足太阳膀胱经。

②主治：肺、支气管、心脏、鼻等上焦病证及失眠。

额旁 2 线

①定位：在额部额旁 1 线的外侧，自胆经头临泣穴向前引长 1 寸的线。属足少阳胆经。

②主治：脾、胃、肝、胆、胰等中焦病症。

额旁 3 线

①定位：在额部额旁 2 线的外侧，自胃经头维穴内侧 0.75 寸起向下引长 1 寸的线。属足少阳胆经和足阳明胃经。

②主治：肾、膀胱、生殖系统等下焦病证。

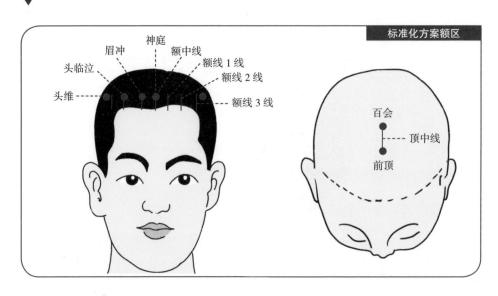

标准化方案额区

顶区

① 顶中线

①定位：在头顶部正中线，督脉百会穴与前顶穴之间的连线。属督脉。

②主治：腰腿足病证，如瘫痪、疼痛、麻木及皮质性多尿、小儿夜尿、高血压、脱肛、头顶痛等。

② 顶颞前斜线

①定位：在头顶及侧部，经外奇穴前神聪穴与胆经悬厘穴之间的连线。贯穿督脉、足太阳膀胱经和足少阳胆经。

②主治：全线分 5 等份，上 1/5 治疗对侧下肢运动异常，如瘫痪、无力、关节痛等；中 2/5 治上肢运动异常，如瘫痪、无力、关节痛等；下 2/5 治头面部病证，如中枢性面瘫、运动性失语、流涎、脑动脉硬化等。

③ 顶颞后斜线

①定位：在头顶及侧部，顶颞前斜线之后 1 寸的平行线，即督脉百会穴与胆经曲鬓穴之间的连线。贯穿督脉，足太阳膀胱经和足少阳胆经。

②主治：全线分 5 等份，上 1/5 治下肢感觉异常，中 2/5 治上肢感觉异常，下 2/5 治头面部感觉异常。

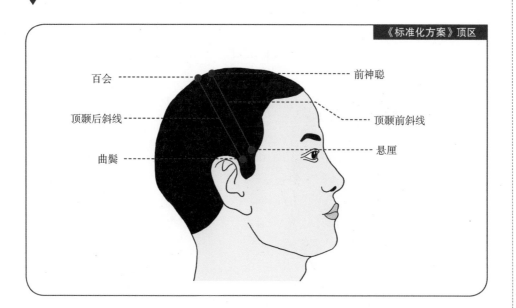

《标准化方案》顶区

百会　前神聪
顶颞后斜线　顶颞前斜线
曲鬓　悬厘

> 针
> 灸
> 养
> 生

④ 顶旁 1 线

①定位：在头顶部，督脉旁 1.5 寸，自膀胱经通天穴向后引长 1.5 寸的线。属足太阳膀胱经。

②主治：腰腿病证，如疼痛、麻木、瘫痪等。

⑤ 顶旁 2 线

①定位：在头顶部，顶旁 1 线外侧 0.75 寸，胆经正营穴向后引长 1.5 寸的线。属足少阳胆经。

②主治：肩、臂、手等病证，如疼痛、麻木、瘫痪等。

 颞 区

④ 颞前线

①定位：在头的颞部，胆经颔厌穴与悬厘穴之间的连线。属足少阳胆经。

②主治：偏头痛、运动性失语、周围性面神经麻痹及口腔疾病等。

⑤ 颞后线

①定位：在头的颞部，胆经率谷穴与曲鬓穴之间的连线。属足少阳胆经。

②主治：偏头痛、耳鸣、耳聋、眩晕、运动性失语、周围性面神经麻痹及口腔疾病。

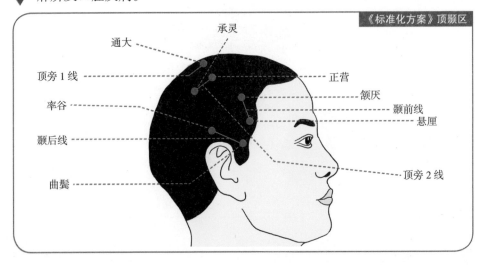

《标准化方案》顶颞区

枕 区

1 枕上正中线

①定位：在枕部，督脉强间穴与脑户穴之间的连线。属督脉。

②主治：眼病、腰脊痛、足癣等疾病。

2 枕上旁线

①定位：在枕部，与枕上正中线平行向外 0.5 寸。属足太阳膀胱经。

②主治：皮质性视力障碍、白内障、近视等眼病及足癣、腰肌劳损等疾病。

3 枕下旁线

①定位：在枕部，为枕外粗隆下方两侧 2.6 寸的垂直线，膀胱经玉枕穴与天柱穴之间的连线。属足太阳膀胱经。

②主治：小脑疾病引起的平衡障碍、后头痛等。

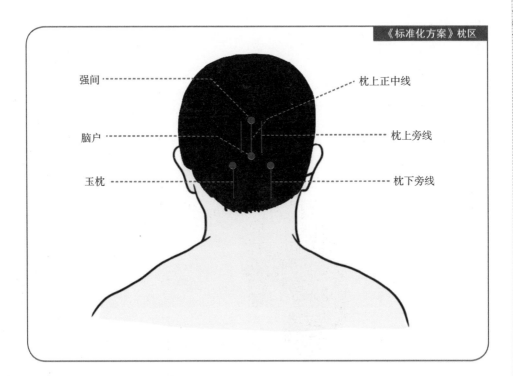

《标准化方案》枕区

强间 ——— 枕上正中线

脑户 ——— 枕上旁线

玉枕 ——— 枕下旁线

针
灸

养
生

● 操作方法

实施头皮针治疗，以手法进行针刺为主，也可以配合使用艾灸、按压、电针等其他操作方法。在施以针法时，通常用拇指掌面与示指桡侧面来夹持针柄，快速捻转针身（捻转），捻转的速度为 200 r/min 左右，或是示指的掌指关节快速进行连续屈伸（提插）。通常捻转刺激 3~5 分钟后，大部分病人会有热、酸、麻、胀等感觉出现，将针停留 20~30 分钟，留针的期间反复进行操作 2~3 次。依据病情的需要也可以适当地延长留针的时间。

● 适应证

头皮针疗法的应用较为广泛，包括心血管系统、泌尿生殖系统、免疫系统及妇产科、外科、骨伤科、消化系统、五官科疾病、呼吸系统、内分泌系统、运动系统、精神神经系统等。特别对痛症以及脑源性疾病，如舞蹈病、腰腿痛、瘫痪、麻木、眩晕、失语、耳鸣、肩周炎、各种神经痛等更为适宜。

在进行头皮针治疗时，注意事项有哪些？

（1）头部长了头发，必须要进行严密消毒，以防感染。

（2）进针时，手下如果有疼痛或是抵抗感时，应当将针向后退，然后将进针的角度改变。

（3）对于脑出血病人，必须等到病情以及血压平稳后再施行头针治疗。并发心力衰竭、高热等症时，不适宜立刻采取头针。

（4）婴儿颅骨缝骨化不完全，不适宜采取头针治疗。

（5）由于头针具有较强刺激，刺激的时间也比较长，所以要随时注意病人的表情，以防止晕针的发生。

八、梅花针（七星针）术

梅花针对于诸多疾病具有独特的疗效，是祖国针灸医学遗产的一部分。梅花针，就是明、清时期的七星针，是使用七条绣花针捆绑制成一束，夹在竹筷的顶端，用来对皮肤进行敲击，其针迹七孔为一组，形状很像梅花，因此取名为梅花针。

梅花针术是丛浅刺法，是集合多支短针对人体一定穴位及部位进行浅刺的一种针刺方法，临床应用较为广泛。现在的梅花针是特制的针形，使用起来比较方便。

● 针具

集束梅花针	散点梅花针
用银丝将 7 根直径 0.4~0.6 毫米、长 2 厘米的合金针缠绕成束，安置在针头中。如要临时应用，也可将绣花针绑成束夹在筷子上，针尖锐而无芒，针柄多为无弹性的硬质柄。因为 7 根针尖距离较近，不易刺入表皮损伤毛细血管，刺后针迹只留有一组充血的红点。	将直径为 0.4~0.6 毫米、长 5 毫米的 7 根针分别装入针头的针盘内，中间 1 根周围 6 根，针间距离为 2 毫米左右，针锋锐利，针柄多为弹性柄，易于刺入皮肤刺破毛细血管，刺激后针迹处多有出血。

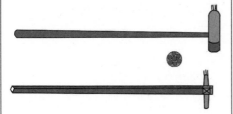

针灸养生

● 操作手法

压击法	敲击法
以拇指和中指、无名指握住针柄（硬柄），针柄端靠在手掌后部，示指压在针柄上。压击时手腕活动，示指加压，刺激的力度在于示指的压力。	以拇指和示指捏在针柄（针柄须有弹性）一端，上下颤动针头，利用针柄的弹性敲击皮肤，刺激的轻重应根据针头的重量和针柄的弹力而定，靠颤动的力量来控制。
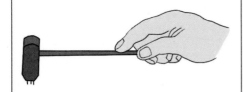	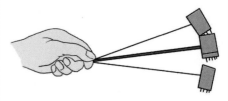

● 刺激部位

① 穴位刺法 在所取的穴位上进行刺激，每穴可连续敲击4~10次，多用压击慢刺法，每秒 2 次。

② 病灶区刺激法 常用于皮肤病，如牛皮癣、皮肤色素病症、神经性皮炎等病症。在病灶区内采取重敲击法，可针针见血。

③ 十四经皮部刺激法 根据治疗的需要，在经络分布区皮肤的全程或某段进行敲击，宽度以不超过经络分布区为限，速度为每秒 4 次。

④ 病症反射区刺激法 在病症反射区，如各种内脏疾病，可在胸腹部、背腰部及肢体上的反射区行由内于外、由密至疏的旋转敲击，敲击面积可超过反射区。

针
灸

养生

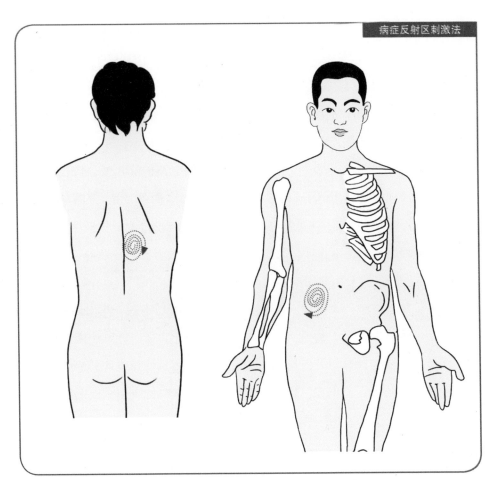

病症反射区刺激法

九、刺络术

刺络术为刺静脉放血的一种古老的刺针法。

《内经》载："刺营者出血，刺卫者出气。"《素问·三部九候论》载："必先去其血脉，而后调之，无问其病，以平为期……经病者治其经，孙络病者，治其孙络血，血病身痛者治其络。其病者在奇邪，奇邪之脉，则缪刺留瘦不移，节而刺之。上实下虚，切而从之，索其结络脉，刺出其血，以见通之。"

有关刺络术治疗的记载还有许多，如《灵枢·四时气》篇载："小腹痛肿，不得小便，取太阳大络，厥阴小络结，而血者。"《灵枢·癫狂》篇载："癫疾始生，头重痛，视举目赤甚，作极已而顺心……取手太阳、太阴、阳明，血变而止。癫疾始作，而引口啼呼喘悸者，候之手阳明，太阳，左强攻右，右强攻左，血变而止。"《灵枢·热病》篇载："心疝暴痛，取足太阴、厥阴，尽刺去其血络。风痉，身反折，先取足太阳，腘中及血络出血。癃，取之阴及三毛上，及血络出血。男子如蛊，女子如怚，身体腰脊如解，不欲饮食，先取涌泉见血，视跗上盛者，尽见血也。"《灵枢·寒热病》载："肌寒热者，肌痛，毛发焦而唇槁蜡，不得汗，取三阳下，以去其血者。……暴喑气鞭引，取扶突与舌本出血。"《素问·厥论》载："厥头痛，头脉痛，心悲善泣，视头动脉反盛者，刺尽去血。厥头痛，头痛甚，耳前后脉涌，有热，泻出血。"……上述所治疗的有寒热证、癃肿、厥证、热证等各种病证。针刺刺激部位包括某一部位的静脉、动脉以及静脉瓣，也有按照经络循行部位刺其静脉，还有的是在某穴位的位置刺出血。刺络术在民间具有较广的应用，以刺络出血治疗发热、中风、头痛、腓肠肌痉挛、痧症等证，具有较好效果。

● 针具

相当于古代九针中的锋针，型号有 3 种：

1号针	直径 2 毫米，长 6 厘米，针柄长 3 厘米，佛手式针柄（以 0.3 毫米银线缠成），尖长 0.7 厘米，呈锋利的三棱形。	
2号针	直径 1.5 毫米，长 6 厘米，尖长 0.5 厘米，其他部分与 1 号针相同。	
3号针	直径 0.1 厘米，长 6 厘米，尖长 0.4 厘米，其他部分与 1 号针相同。	

刀 针

介于古时九针中的镵针及排针之间。

针长 6 厘米，直径 2 毫米，柄长 3 厘米，用 0.3 毫米银线缠成佛手式针柄，针尖长 1 厘米，磨成扁形双锋，尖端为锋利的三棱椎形，可刺可割。

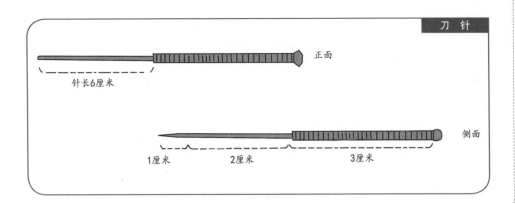

刀 针

正面

针长6厘米

侧面

1厘米　　2厘米　　3厘米

圆 利 针

民间挑刺术中所采用的挑刺针，多为缝衣针。

● 操作方法

刺 络 脉 法

刺静脉时，用左手示指或是拇指压在所刺静脉的向心端，将使得血管更加充盈，寻找静脉瓣的较粗、较为明显的部位或是突起部位，再在远心端用示指或是拇指压住，轻轻将皮肤拉紧，避免血管滑动。右手示指与中指、拇指将针柄捏住，针和拇指呈 90° 角，垂直对准所刺血管并快速刺入，停针 1~2 秒之后，快速进行出针，血随针而出，等到血色变红后，可以使用棉球压迫针孔止血或是等到出血自止。可以依据患者血管的粗细以及需出血的量，来选择不同型号的三棱针。

针
灸

养
生

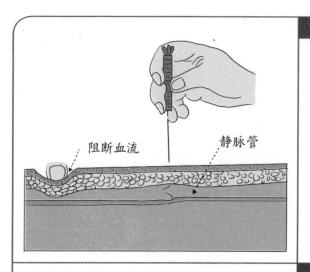

第一步

将静脉血流阻断，使血管更为充盈，寻找静脉瓣的突起部位或较粗、较明显的部位，再在远心端用拇指或示指压住，轻轻将皮肤拉紧，防止血管滑动。

阻断血流　静脉管

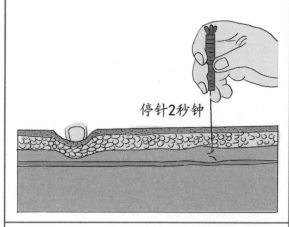

第二步

右手拇指和示指、中指捏住针柄，针与拇指呈90°角，垂直对准所刺血管快速刺入，停留1~2秒。

停针2秒钟

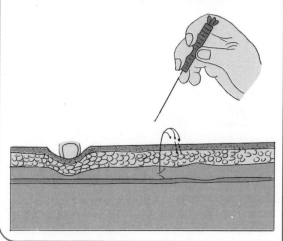

第三步

快速出针，血随针而出，待血色变红后，可用棉球压迫针孔止血或等出血自止。

刺血法

是刺静脉不明显的穴位或部位所采用的一种出血方法。需要刺激出血的穴位为刺激目标，血管并不是刺激对象。有两种刺激方法：其一，是将所刺穴位的皮肤用左手捏住上提。其二，在所刺穴位的两侧以左手示指和拇指压住，然后将两侧皮肤拉紧。

第一种	
用左手捏起所刺穴位的皮肤。	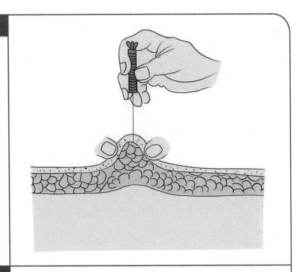
第二种	
以左手示指和拇指将穴位两侧的皮肤拉紧。	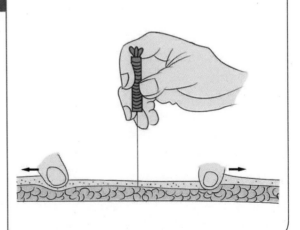

针
灸
养
生

深 刺 出 血 法

深刺出血法多用于肢体部位出现外伤血瘀的情况下，其操作方法为：

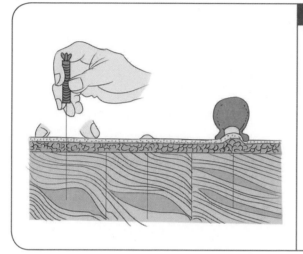

深刺出血法

在痛点的两侧，用左手示指和中指压紧皮肤，右手示指、拇指及中指将3号针柄捏住，针刺达疼痛层，停针3秒即可出针，并用火罐进行拔血。

割 刺 小 静 脉 法

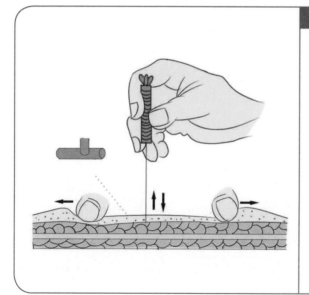

第一步

将需割刺之皮肤用左手拉紧，以右手拇指和示指、中指捏住刀针柄，刺入皮下，将小静脉用针锋刺破。

第二步

皮肤薄的部位可以割至皮下。

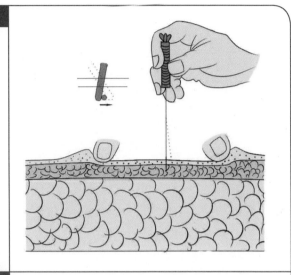

第三步

也可沿小静脉血管刺割，待血流自行停止后或出一定量的血后用按压法止血。对于需要出血量较多而又没有较粗静脉的部位，多采用割刺法。

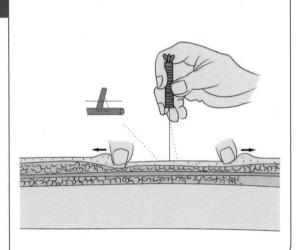

刺小动脉法

在所刺激动脉两端以左手示指和中指重压以阻断血流（如果动脉直径在2毫米以下，可压近心端，将血流阻断即可），右手拇指、示指和中指将镵针柄捏住，对准动脉位置快速刺入，即刻出针，达到出血量时，右手将棉球压针孔上30秒止血，然后左手慢慢减压放松。如出血不止，再按压针孔止血。

	第一步
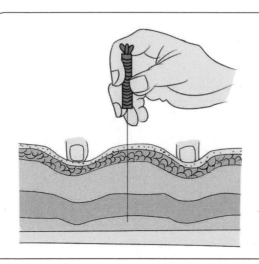	用左手示指及中指重压所刺激动脉两端以阻断血流。
第二步	
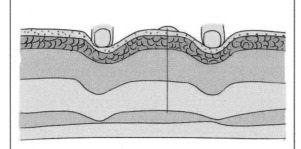	掌握好出血量。
第三步	
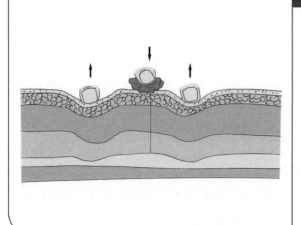	出血不止，再按压针孔止血。

刺激部位

1 血管较丰富的穴位
如头部的颞区、耳区、颊区静脉，舌下静脉，腹区静脉，下肢内、外侧静脉，腘内静脉，足背区静脉，上肢内外侧静脉等。

2 浅层动脉
如颞动脉、耳壳后动脉、足背区动脉、股浅动脉等。

3 疼痛区
背腰区的疾病反射痛点，腹部区的压痛点，腰、背、臀等区损伤部位的深部压痛点。

4 皮下静脉
如人中穴、太阳穴、委中穴、尺泽穴、曲泽穴、十宣穴等。

注意事项

根据放血的量而定，每次放血在10毫升以上的患者，只能取1~2个穴位，出血量愈大而取穴数位愈多。

出血量

《医学源流论》载："古人刺法取血甚多，如腰痛、头痛大泻其血；今人偶尔出血，惶恐失据，病何由除……"具体放血量的多少，应根据病情及患者体质而定，如充血性头痛、损伤性腰痛、肿痛、脉管炎等，体质强健的患者其出血量则多；如风湿性关节炎、类风湿关节炎及患者体质偏弱，其出血量宜少。出血量的多少与部位也有一定的关系，大的静脉出血则多，小静脉出血则少。在古时，出血量分为刺血（出血量一般以滴来计算，少至如豆许，多至数滴）和放血（以盏和升计算，少至半盏，多至碗许）。

● **治疗时间及次数**

　　放血量的多少依据患者的体质强弱来决定。慢性疾病如风湿性关节炎，体质偏弱者可 14 天放一次血，体质强健者可 7 天放一次血。

　　若慢性病治疗 3 次后效果不佳或是没有效果，就不用坚持治疗。总的针刺治疗次数不可以超过 5 次。急性病症如果针刺 1 次无效果，就不用再进行第二次治疗。

哪些患者禁止使用刺络法？

　　　　外伤大出血、血友病、血小板减少症、严重的下肢静脉曲张、明显贫血、体质虚弱、低血压、孕妇、习惯性流产以及肝、肾、心功能不健全者，均应该禁止使用刺络法。

十、耳穴治疗术

　　耳为经脉聚集之处。《灵枢·口问》篇载："耳者，宗脉之所聚也。"1957年，法国医生 Nogier P 综合了我国古代耳朵诊治的部分内容所绘制出的 50 个穴的胎儿倒影耳穴图，完整、充分地反映出耳朵诊断与治疗的初步模型。在这一方面我国许多临床针灸工作者与理论研究者也进行了进一步研究，使得耳朵针刺的治疗效果得到充分证实并阐述了一定的理论依据。在临床中，通过中西医的理论指导将耳穴治疗发展到了 110 个穴位，至今已经形成了一定的体系，成为了针灸学的重要内容之一，为耳窝区可以治疗内脏病症提供了坚实的理论依据。

● 毫针刺激法

在消毒的穴位皮肤部位，用1.5厘米长的毫针直刺至皮下或至耳壳软骨。

弱刺激	适用于精神紧张、疼痛过敏患者的各种疾病的治疗。通常是医者将针刺入后进行缓慢的操作，患者感到略有微痛，留针约1小时，且可以间歇性地行针。
中等强度刺激	一般为患者可以忍受的疼痛强度。行针2~10秒，留针30~60分钟，且留针时可间歇性地行针2~4次，属于一般慢性病的常规刺激强度。
强刺激	用于体质强壮患者的急性病症及疼痛等。通常为患者难以忍受的疼痛感觉，行针5~20秒，留针10~60分钟，留针时可以间歇性地行针。

● 物体压迫法

物体压迫法适用于慢性疾病的治疗。将按压物放在胶布上（通常多用王不留行籽、仁丹、磁珠等），然后固定在穴位上，再用手指隔着胶布压迫物体，使产生疼痛感，按压强度以患者能承受为限。患者可根据病症所需随意压迫，物体在穴位区可粘贴2~4天。

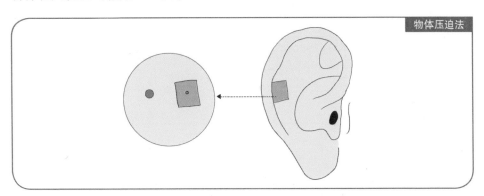

物体压迫法

● 埋针法

环形针埋针法

使用时，将环形针钉放在胶布上，针尖刺入穴位后，用胶布固定住。患者可以随时隔胶布按压针环，以能承受为宜。冬季埋针时间达5日，夏季埋针2~3日。

针灸养生

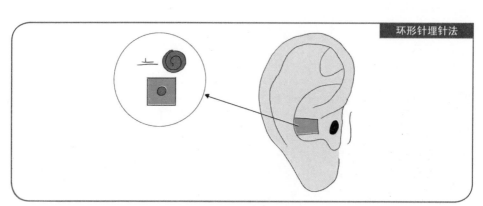

环形针埋针法

揿钉针埋针法

形如大头针，用血管钳夹住揿钉针柄部，斜刺入穴位区的皮下后，用外粘胶布固定住。患者可根据治疗要求按压针体发生痛感，埋针时间同环形埋针法。适用于慢性疾病的治疗。

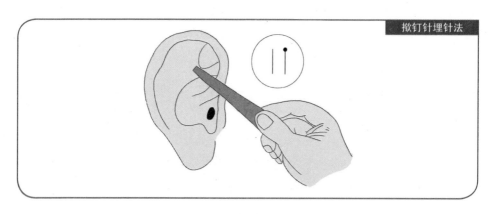

揿钉针埋针法

电针法

即在毫针上接通脉冲电流，增强和掌握针感的刺激量，方法与电针术相同。

穴位药物刺激法

将具有刺激性的药物粘贴到穴位区的皮肤处，如芥子膏、蒜泥膏、生姜膏、松节油膏等。各种药物粘贴的时间，要根据配制药物的刺激强度而定，多数以灼痛为度。因穴位的敏感程度不一致，有的穴位或有的人不会产生灼痛感，可根据应用经验而定，但多数不超过两小时。

穴位注射法

用 1 毫升注射器在穴位区注射 0.1~0.3 毫升的药物。所用药物与穴位注射术基本相同。

● **主治病症**

❶ 疼痛症

炎症性疼痛、神经性疼痛、各种内脏疼痛、外伤性疼痛（如扭伤、挫伤、烫伤、手术疼痛等）。

❷ 炎　症

包括急性结膜炎、腮腺炎、牙周炎、咽喉炎等。

❸ 功能性疾病

神经衰弱、阳痿、眼肌痉挛、多汗症等。

针
灸

养
生

十一、针灸的异常情况处理与预防

即使针刺治病很安全，可是在操作过程中，操作不当或针刺不到位等都会导致发生一些异常情况，常见的异常情况有以下几种。

● **晕针**

晕针是指针刺过程中病人突然发生的晕厥现象。

原因——病人虚弱，精神紧张或疲劳、大汗、大泻、大出血以及针刺手法过重等。

现象——在行针中，病人突然晕厥。

处理——如果发生晕针，要马上停灸，让病人平躺在床上，头部放低，让其喝温开水或糖水恢复，严重者，刺人中、内关、足三里、关元等穴位，急重者，采取其他配合的措施。

预防——行针前了解病人的情况，让其放松。

● 滞针

滞针是在行针时或留针后医师感觉针下涩滞，捻转、提插、出针等均感困难，病人感觉疼痛。

原因——病人有紧张感，当针刺入腧穴后，病人局部肌肉强烈收缩；或者针刺不当，单一方向捻转角度不当，导致肌肉组织缠绕针体形成滞针。如果留针时间太长，也会出现滞针。

现象——医师行针或留针手感不适，病人感觉痛苦。

处理——病人有紧张感，局部肌肉过度收缩时，留针时间可放长些，或在滞针腧穴周围，循按、叩弹针柄；或在周围再刺一针，以宣散气血，缓解肌肉紧张；若行针不当或单向捻针而致者，可向相反方向将针捻回，并用刮柄、弹柄法，使缠绕的肌纤维回释，即可消除滞针。

预防——医生要懂得消除病人的紧张感，还要提高自己的灸疗水平。

● 弯针

弯针是指进针时或将针刺入腧穴后，针身在体内弯曲，造成提插、捻转或出针均感困难，病人感觉疼痛。

原因——多因医师进针手法不熟练，用力过猛、过速，以致针尖碰到坚硬组织器官，或病人在针刺或留针时移动体位，或因针柄受到某种外力压迫、碰击等，均可造成弯针。

现象——针身在病人体内弯曲。

处理——出现弯针后，不得再行提插、捻转等手法。若针为轻微弯针，应慢慢将针起出；若弯曲角度过大时，应顺着弯曲方向将针起出；若因病人移动体位所致，应使病人慢慢恢复原来体位，局部肌肉放松后，将针缓缓起出，切忌强行拔针，以免针断入体内。

预防——此外，操作不当也会发生断针、血肿、气胸、感染等情况，临床针刺治疗必须细心、准确、规范施术，避免意外事故的发生。

● 断针

断针是指针体折断在体内。

原因——针具质量差，行针时手法过重，患者变换体位，或弯针、滞针未及时处理。

现象——针具折断，断端部分或全部没入皮肤之下。

处理——嘱患者勿动，防断针向皮肤深部陷入。残端露于皮肤外时，用手指将针起出，若与皮肤相平，可用手指垂直挤压针孔两旁，使断针暴露起出。若完全深入皮下，应在 X 线下定位，手术取出。

预防——针前检查针具。针刺时应留部分针身在体外，以便断针时取针。嘱患者不要随意变换体位。

● 血肿

血肿是指针刺部位出现的皮下出血而引起的肿痛。

原因——针尖带钩，损伤皮肉，刺伤血管。

现象——针刺部位肿、痛、青紫。

处理——小面积者可自行消退，不用处理；大面积或疼痛较剧者先冷敷止血，再热敷或轻揉局部，使瘀血消散。

预防——检查针具，避开血管，出针时揉按针孔。

● 刺伤脏器

1.创伤性气胸

原因——胸、背、锁骨部针刺过深，或行针时患者变换体位或咳嗽后引起针刺向深处移动。

症状——胸闷、憋气、呼吸困难、心跳加速、汗出、血压低。

处理——及时抢救，必要时吸氧，胸腔穿刺，抽气减压。

预防——严格掌握进针深度，胸背部穴应斜刺、平刺。

2.刺伤脑脊髓

原因——针刺不当，手法过重。

症状——头痛、恶心、呕吐，甚至神昏。

处理——轻者密切观察，令其休息，重者及时抢救。

预防——针刺时精力集中，避免过强刺激，注意针感效应。

3. 刺伤神经干

原因——针刺不当，手法过重。

症状——出现电击样放射感，反射性肌肉痉挛，感觉运动障碍。

处理——停止针刺，局部按摩。

预防——针刺神经干及神经根部的穴位时手法适中。

● 后遗感

所谓后遗感是临床上针刺不少穴位后，特别是四肢穴位，病患在数天内仍有不同程度的酸胀、沉重等感觉。

原因——手法过重。

现象——出针后一段时间仍有酸、麻、胀、疼等不适感。

处理——局部循按。

预防——手法适中，出针后上、下循按。

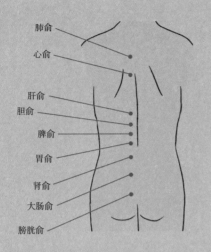

肺俞
心俞
肝俞
胆俞
脾俞
胃俞
肾俞
大肠俞
膀胱俞

第六章 常见病治疗

生活中的人们经常会被一些小病小痛所困扰，这些病痛有时候虽然不用住院治疗，但是却对人们的生活质量产生了严重影响。再加上现在的生活环境不断恶化，人们患病的概率越来越高，疾病种类也相应增多，了解如何利用针灸进行治疗很有必要。

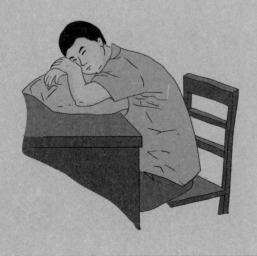

感冒

感冒是由病毒感染引起的一种急性上呼吸道传染病。一年四季都会发生，冬、春两季发病率高。会出现发热、鼻塞、流涕、喷嚏、咳嗽、头痛、关节酸痛等症状。

● 取穴

大椎、风池、合谷。

● 操作

大椎位于颈部下端，第 7 颈椎棘突下凹陷处，向上斜刺 0.5 寸；风池位于后颈部后头骨下，两条大筋外缘陷窝中，与耳垂齐平，刺风池时向对侧方向刺入，深度 0.5~0.8 寸，注意进针角度，以免刺伤延脑；合谷直刺 1 寸。

加减：头痛者加印堂（印堂位于前额部，当两眉头间连线与前正中线交点处，沿皮向下刺入 1 寸）；鼻塞者加迎香（迎香位于鼻唇沟中，当鼻翼外缘中点高度，向上斜刺 0.5 寸）；周围酸痛者加曲池、足三里（曲池位于肘横纹外侧端，屈肘，当尺泽与肱骨外上髁连线中点，直刺 1 寸；足三里位于小腿前外侧，当犊鼻下 3 寸，距胫骨前缘 1 横指，直刺 1.5 寸）。

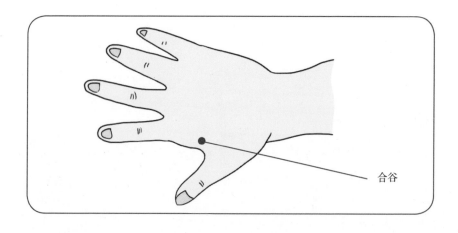

合谷

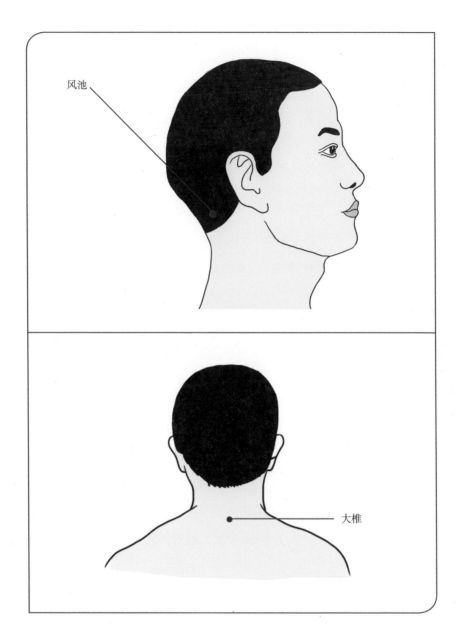

风池

大椎

注意事项

　　火罐疗法，感冒早期效果尤为明显，可选取大椎等背部有关穴位。

咳嗽

咳嗽作为呼吸系统疾病的一个症状，外感内伤都会引发咳嗽。外感咳嗽，是因受凉、气候突然变化或疲劳等引起的，主要出现发热、怕冷、鼻塞、头痛、胸痛等症状。内伤咳嗽，是由呼吸系统慢性疾患引起的，咳嗽时，咳少量黏液痰或干咳无痰，咽部干痒作痛，胸背痛等症状。其类似现代医学的上呼吸道感染、急慢性支气管炎、支气管扩张、肺炎等疾病引起的咳嗽。

>>> **外 感 咳 嗽**

● **取穴**

大椎、合谷、列缺。

● **操作**

大椎向上斜刺 0.5 寸；合谷位于手背，第 1、2 掌骨间，当第 2 掌骨桡侧中点处直刺 1 寸；列缺位于腕关节桡侧高骨上，当双手虎口交叉，示指尖端处，向上沿骨面斜刺 0.5 寸。

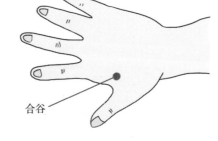

合谷

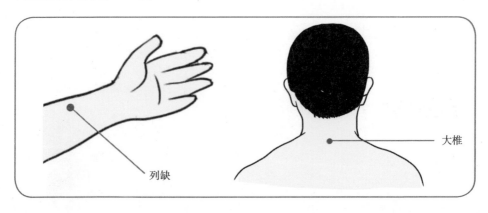

列缺

大椎

>>> 内伤咳嗽

● 取穴

肺俞、膻中、足三里。

● 操作

肺俞位于背部第 3 胸椎棘突下，旁开 1.5 寸，向脊柱斜刺 0.5 寸；膻中位于胸部，当前正中线平第 4 肋间，两乳头连线中点，沿皮向下平刺 1.5 寸。

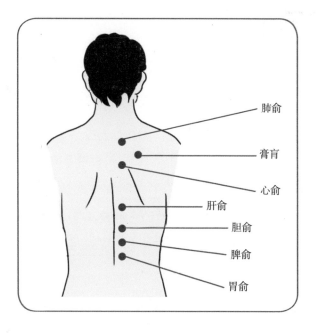

针
灸

养
生

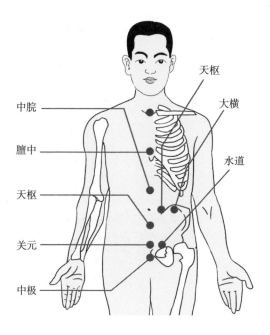

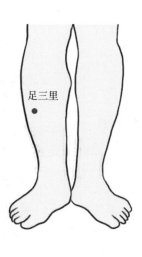

腹泻

　　腹泻是一种常见症状，是指排便次数明显超过平日，粪质稀薄，水分增加，每日排便量超过200克，或含未消化食物或脓血、黏液。腹泻通常表现为：常伴有排便急迫感、肛门不适、失禁等症。腹泻有急性和慢性两类。急性腹泻发病急剧，病程在2~3周之内。慢性腹泻是一种复发性腹泻，病程在2个月以上或间歇期在2~4周内。腹泻一般多由饮食失调、急性感染、食物中毒等引发。在中医上各种病因均可导致脾胃运化失司，肾阳温运障碍，小肠受盛和大肠传导功能失常。

>>> 急性腹泻

● **取穴**

　　中脘、天枢、足三里、阴陵泉。

● **操作**

　　中脘向下斜刺1寸左右；天枢向下斜刺1~1.5寸；双侧足三里、阴陵泉直刺1~1.5寸，得针感后，均留针30分钟。

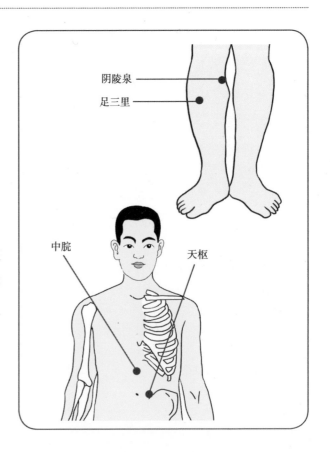

阴陵泉
足三里
中脘
天枢

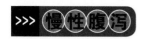
>>> 慢性腹泻

● **取穴**

下脘、气海、天枢、足三里、腹泻。

● **操作**

点燃艾条，以肚脐为中心，上下左右温和灸下脘、气海、天枢，共灸30分钟，再灸双侧足三里，每穴灸20分钟；腹泻位于足外踝最高点直下，赤白肉际交界处，点燃艾条，灸两侧腹泻，每穴各灸20分钟，每日2次。急性腹泻者针灸加艾灸收效明显，慢性腹泻者艾灸效果优于针刺，但多需灸2~3个疗程。

>针
>灸

>养
>生

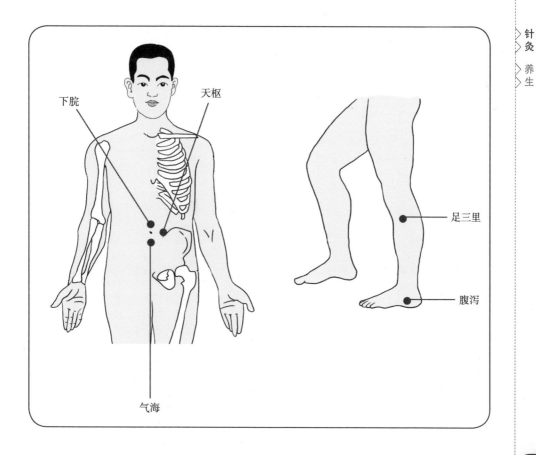

下脘

天枢

足三里

腹泻

气海

糖尿病

　　糖尿病是由于胰岛素分泌绝对不足或相对不足，或因障碍所引起的机体葡萄糖、氨基酸及脂质代谢紊乱的一种综合征。临床表现为：多饮、多尿、多食，身体消瘦、高血糖和糖尿。长期患病者，会并发心血管、肾病、眼部、皮肤感染等疾病。严重者，会发生酮症酸中毒、昏迷和化脓性感染等并发症。少数病人没有明显自觉症状，经检查才发现本病。如果病史中有精神因素及家族遗传倾向，就要注意辨别原发性与继发性。实验室检查：尿糖检查呈阳性，空腹血糖 6.2mmol/L（140mg/dl），餐后 2 小时血糖 ≥ 11.1mmol/L（200mg/dl）。本病属中医学"消渴"范畴，多是由素体阴虚，五脏虚弱，加上饮食不节，或情志失调，致阴津受损，燥热内生，上灼肺胃津液，或肾阴虚亏，致燥火上扰而发病。

● 取穴

　　足三里、三阴交、关元、气海。

　　肺燥以多饮为主者加肺俞、太渊、心俞、少府。

　　胃热以多食为主者加脾俞、中脘、胃俞、内庭。

　　肾虚以多尿为主者加肾俞、太溪、肝俞、太冲。

● 操作

　　足三里直刺 1.5 寸；三阴交直刺 1 寸；关元、气海直刺 1~1.5 寸；肺俞直刺 0.8 寸；太渊位于腕掌侧横纹桡侧，桡动脉搏动处，避开桡动脉，直刺 0.3~0.5 寸；心俞位于背部，当第 5 胸椎棘突下，旁开 1.5 寸，斜刺 0.5~0.8 寸；少府位于掌面，第 4、5 掌骨之间，握拳时，当小指尖处，直刺 0.3~0.5 寸；脾俞直刺 0.8 寸；中脘直刺 1 寸；胃俞位于背部，当第 12 胸椎棘突下，旁开 1.5 寸，斜刺 0.5~0.8 寸；内庭直刺或斜刺 0.5~0.8 寸；肾俞直刺 0.8 寸；太溪直刺 0.5~0.8 寸；肝俞位于背部，当第 9 胸椎棘突下，旁开 1.5 寸，向内斜刺 0.5~0.8 寸，局部酸胀，针感可扩散至肋间。不可深刺，以防造成气胸；太冲直刺 0.5~0.8 寸。

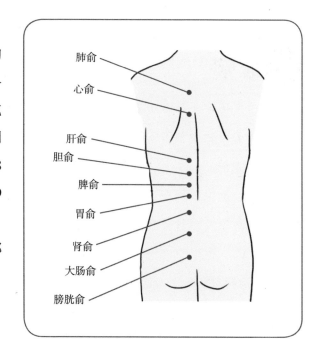

肺俞
心俞
肝俞
胆俞
脾俞
胃俞
肾俞
大肠俞
膀胱俞

针灸
养生

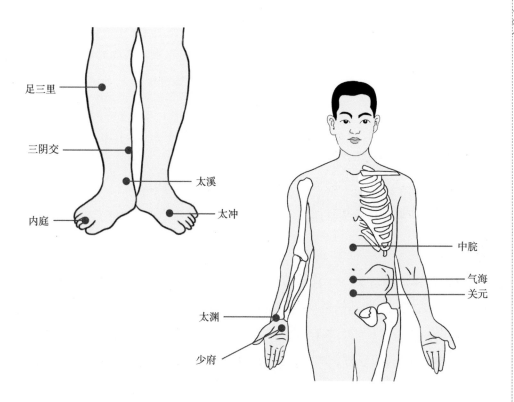

足三里
三阴交
太溪
内庭
太冲
中脘
气海
关元
太渊
少府

肥胖症

当人体进食量多于消耗量时，热量以脂肪形式储存在体内，当体重超过标准体重20％时，称为肥胖症，临床上有单纯性和继发性两种。单纯性肥胖又分两种，即体质性肥胖和过食性肥胖。肥胖作为全世界关注的公共卫生问题，国际肥胖特别工作组（TOTF）指出，肥胖将是新世纪威胁人类健康和生活满意度的最大杀手。

成年人标准体重：（身高（厘米）–100厘米）×90％＝标准体重（千克）。体重超过标准体重的10％时，就是超重；体重超过标准体重的20％时，就是轻度肥胖；体重超过标准体重的30％时，就是中度肥胖；体重超过标准体重的50％时，就是重度肥胖。

儿童标准体重：（年龄×2）+8＝标准体重（千克）。体重超过标准体重的10％时，就是超重；体重超过标准体重的20％时，就是轻度肥胖；体重超过标准体重的30％时，就是中度肥胖；体重超过标准体重的50％时，就是重度肥胖。

体重指数：BMI＝体重／身高的平方（千克／平方米），BMI是身体总脂肪的指征，BMI>24为超重，>28为肥胖症（亚洲人>25为肥胖症）。

腰围指标：男性>85厘米，女性>80厘米为腹型肥胖症。

腰臀比：男性>0.9，女性>0.85为腹型肥胖症。

● 取穴

中脘、气海、天枢、大横、足三里、三阴交。

● 操作

中脘、气海、天枢刺入1寸左右；大横位于腹中部，距脐中4寸，腹直肌外缘凹陷处，直刺1~2寸；足三里、三阴交直刺1.5寸，均接电针治疗仪通电 30 分钟。针灸减肥一般要治疗 30 次，达到肥胖症标准者减肥疗效较好，同时配合耳穴治疗，可增强疗效。

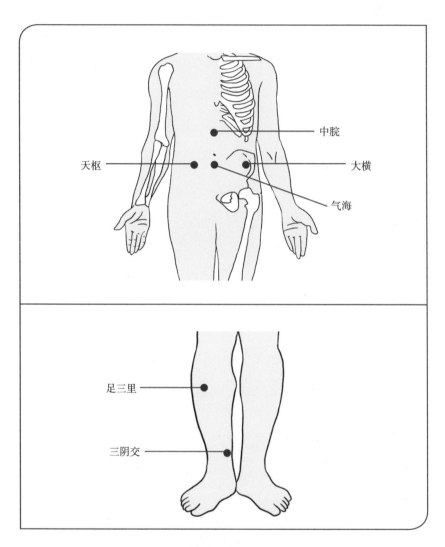

- 中脘
- 天枢
- 大横
- 气海
- 足三里
- 三阴交

在日常生活中，肥胖症患者要注意些什么？

患者应控制饮食，不宜太饱，多吃蔬菜、水果，饮食以高蛋白、低脂肪、低糖为宜。同时应坚持运动，每日坚持半小时的运动，如游泳、慢跑、跳绳、爬楼梯等。

荨麻疹

　　荨麻疹（Urticaria）俗称风团，是一种常见的皮肤病。由各种因素致使皮肤黏膜血管发生暂时性炎性充血与大量液体渗出，造成局部水肿性的损害。可迅速发生与消退，伴有剧痒。会出现发热、腹痛、腹泻或其他全身症状。有急性荨麻疹、慢性荨麻疹、血管神经性水肿与丘疹状荨麻疹等。

引发荨麻疹的病因有

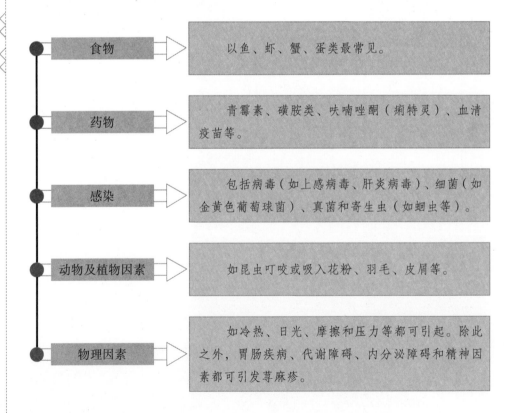

食物	以鱼、虾、蟹、蛋类最常见。
药物	青霉素、磺胺类、呋喃唑酮（痢特灵）、血清疫苗等。
感染	包括病毒（如上感病毒、肝炎病毒）、细菌（如金黄色葡萄球菌）、真菌和寄生虫（如蛔虫等）。
动物及植物因素	如昆虫叮咬或吸入花粉、羽毛、皮屑等。
物理因素	如冷热、日光、摩擦和压力等都可引起。除此之外，胃肠疾病、代谢障碍、内分泌障碍和精神因素都可引发荨麻疹。

● **取穴**

风府、曲池、风市、足三里、血海、神阙。

● **操作**

风府位于后发际正中直上 1 寸，枕外隆凸直下凹陷中，伏案正坐位，使头微前倾，项肌放松，向下颌方向缓慢刺入 0.5~1 寸。针尖不可向上，以免刺入枕骨大孔，误伤延髓；风市位于大腿外侧部的中线，当腘横纹上 7 寸，或直立垂手时，中指尖处，直刺 1~1.5 寸；曲池、足三里、血海直刺 1.5 寸；神阙（肚脐正中）拔火罐 5~8 分钟，留针 30 分钟，每日 1 次。

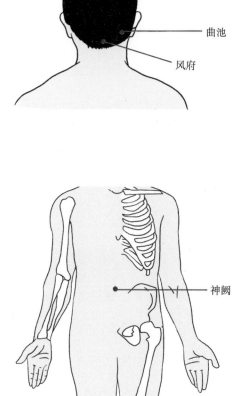

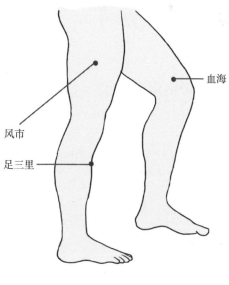

贫血

贫血不仅是一种疾病，还是一种症状。贫血是由于血液生成减少或丢失过多引起的单位容积血液内红细胞数和血红蛋白含量低于正常的疾病。正常成人的血红蛋白量，男性的为 12~16 克/100 毫升，女性的为 11~15 克/100 毫升；正常成人的红细胞数，男性的为 400~550 万/立方毫米，女性的为 350~500 万/立方毫米。只要比上述指标低的就是贫血。临床表现为面色苍白，伴有头晕、乏力、心悸、气急等症状。造成贫血的原因有缺铁、出血、溶血、造血功能障碍等。中医认为贫血是由于先天禀赋不足，或后天失养，致气血亏虚，不能濡养周身而致。

● 取穴

关元、气海、膈俞、大椎、肝俞。

● 操作

关元、气海直刺 1~1.5 寸；膈俞、肝俞向内斜刺 0.5~0.8 寸，局部酸胀，针感可扩散；大椎斜刺 0.5~1 寸，均留针 30 分钟，每日 1 次。

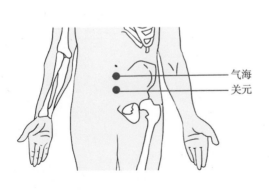

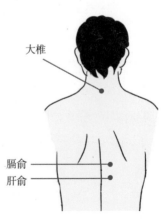

便秘

便秘是排便次数明显减少，每2~3天或更长时间1次，且无规律，粪质干硬，常伴有排便困难感的病理现象。对于数天排便一次，但没有不舒服的感觉的不是便秘。便秘有急性与慢性两类。急性便秘是由肠梗阻、肠麻痹、急性腹膜炎、脑血管意外等急性疾病引起的；慢性便秘病因比较复杂，通常没有明显症状，如结肠蠕动功能减弱或丧失、直肠癌、肛周疾病等。在中医上便秘则是由大肠传导失常所引发的。

● 取穴

天枢、上巨虚、大肠俞、足三里、关元、三阴交。

● 操作

天枢直刺1.5寸；上巨虚位于小腿前外侧，当犊鼻下6寸，距胫骨前缘一横指（中指）。取法：正坐屈膝位，在犊鼻下6寸，当足三里与下巨虚连线的中点处取穴，直刺1.2寸；大肠俞位于腰部，当第4腰椎棘突下，旁开1.5寸。取法：俯卧位，在第4腰椎棘突下，腰阳关（督脉）旁开1.5寸处取穴，约与髂嵴高点相平，直刺1寸；足三里直刺1.5寸；关元、三阴交直刺1寸。

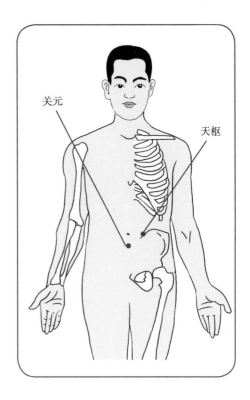

关元

天枢

針灸

養生

165

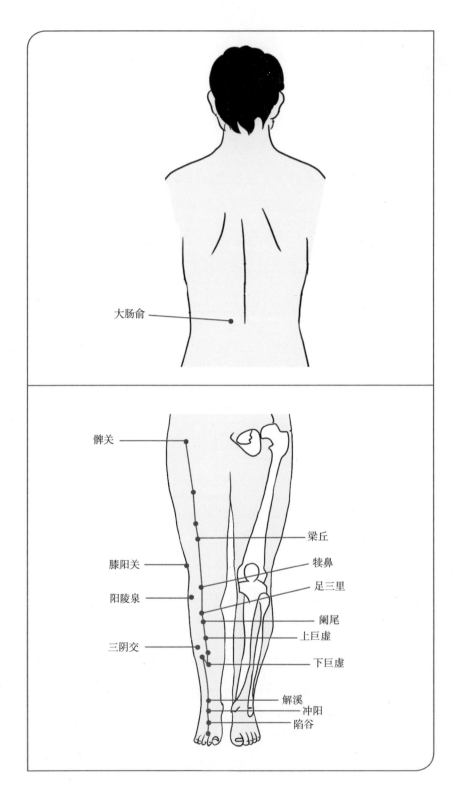

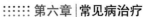

消化不良

消化不良是一种由胃动力障碍引起的疾病，也包括胃蠕动不好的胃轻瘫和食管反流病。主要表现为：上腹部断断续续地出现不适或疼痛、饱胀、胃灼热（反酸）、嗳气等症状。经常会由于胸闷、早饱感、腹胀等不舒服而不想进食或进食量少，夜晚睡不好，经常做噩梦，检查发现除胃镜下能看到轻型胃炎外，其他B超、X线造影及血液生化检查等都正常。引发消化不良的原因有很多，例如，胃和十二指肠部位的慢性炎症，导致食管、胃、十二指肠的正常蠕动功能失调；患者的精神不愉快、长期闷闷不乐或突然受到剧烈刺激等。胃轻瘫是由糖尿病、原发性神经性厌食和胃切除术所引发的。由于老年人的消化功能减退，比较容易受情绪的影响，食物粗糙些或生冷及进食过多过油腻时也可引发消化不良。中医认为本病是由各种原因导致脾胃虚弱，运化无力所引起的。

● **取穴**

内关、中脘、足三里、胃俞、脾俞、章门。

● **操作**

内关、中脘、足三里、胃俞、脾俞直刺0.5~1寸，捻转得气后，留针30分钟；章门位于腋中线，第1浮肋前端，屈肘合腋时正当肘尖尽处，沿皮向下斜刺0.5~1寸，捻转得气后留针30分钟。亦可配合四缝点刺放血，手法应轻盈，尽量减少患者痛苦，刺完后可见局部出血，或白色透明黏液体，术者手挤之，然后用干棉球擦净。

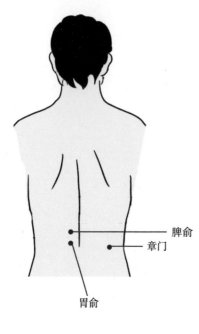

脾俞

章门

胃俞

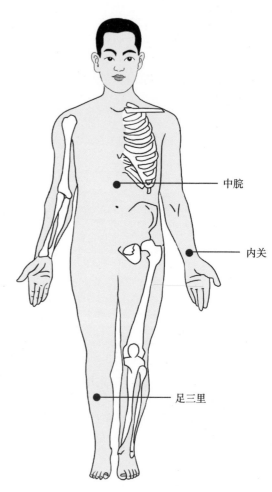

中脘

内关

足三里

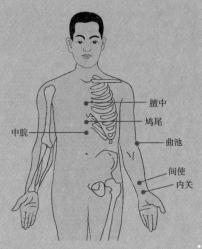

膻中
鸠尾
中脘
曲池
间使
内关

第七章 急症治疗

急症主要是指突然发作、来势很猛的病症。这种病症通常没有预兆，并且会对患者产生较为严重的影响，稍有不慎，甚至会影响生命安全。由于病情较为严重，所以医护人员在抢救的时候一定要全力以赴。

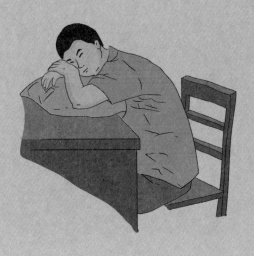

休克

休克是一种急性循环功能适应不全，致维持生命活动的重要器官有效血灌注量不足而产生的综合征。临床表现为血压下降，收缩压降至 90mgHg（12 千帕）以下，脉压差小于 20mgHg（2.67 千帕），出现心率增快，脉搏细弱，全身无力，四肢湿冷，皮肤潮红、苍白或紫绀，尿量减少，烦躁不安，反应迟钝，神志模糊，甚至昏迷等症状，如果不采取措施，就会导致死亡。从病因方面看，常见的休克有低血容量性休克、心源性休克、感染性休克、过敏性休克及神经原性休克。根据症状表现可分为：休克早期、休克中期和休克晚期。如果不采取积极有效的办法就会导致死亡。从病因方面说，常见的休克有低血容量性休克、心源性休克、感染性休克、过敏性休克及神经原性休克。根据所表现出的症状可分为休克早期、休克中期和休克晚期。

经验证明，针灸适用于休克的早期与中期，晚期重度休克由于发生弥散性血管内凝血和广泛的内脏损害，因此针灸效果较差。

在 20 世纪 50 年代初，就有针灸疗法救治休克的报道，可是直到 60 年代初才真正被引起注意。在近三十余年，才在临床观察和实验研究上有了重大进展。现在，临床上多采用以针灸为主，少量升压药物配合的疗法。

● 取穴

主穴：关元。

配穴：膻中、百会、气海。

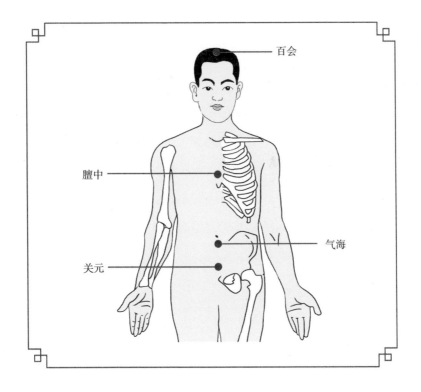

● **操作**

采用艾灸的方式，先灸关元，效不佳再加取配穴。以艾条做雀啄法熏灸，离穴区距离以患者能耐受为度，不计时间（一般 15~30 分钟），至汗出脉动为度。亦可以先针刺，施平补平泻之法 2~3 分钟后取针，再施灸。如停灸后血压下降，可以反复施灸。

经过反复验证后，得出针灸具有以下的作用特点：针灸可使血压在 4~30 分钟内逐渐升至 80 毫米汞柱（10.67 千帕）以上，且 12 小时内一直保持稳定，或者改善全身情况，血压在 1~2 小时内上升至 80 毫米汞柱（10.67 千帕）以上。有效：全身情况及血压有改善，但血压在 2 小时以内仍未能上升至 80 毫米汞柱（10.67 千帕）者。无效：全身情况及血压无改善。

以针刺法治疗 514 例，平均有效率为 88.6% ~93.3%。

晕厥

晕厥是一组征候群，常由于一时性广泛性脑供血不足，导致大脑皮质高度抑制而突然发生短暂的意识丧失。病情轻者，通常表现为眩晕、恶心、躯体发软；病情重者会突然意识丧失，全身肌紧张度消失，跌倒并可出现阵挛动作，有时会出现心率减慢、呼吸暂停，甚至心脏暂停搏动、瞳孔散大、流涎及尿失禁等症。发作时间较短，通常持续1~2分钟。引发晕厥的原因有很多，主要有反射性晕厥、心源性晕厥及脑源性晕厥等。

20世纪30年代之后，才首次出现以针灸之法救治晕厥的临床报道，相关资料并不多。自80年代以来，各地陆续开始公开发表报告，在杂志上也可看到一些总结文章，并重视探索有特异性效果的穴位。对于刺激方法，除传统的针刺、艾灸外，还应用了耳针、指针等法。治疗范围包括气厥、痰厥等多种原因所引起的晕厥及伴大小便失禁的重症。

● 治疗

1 ▶▶▶ 取穴

主穴：内关、水沟。

配穴：足三里、合谷。

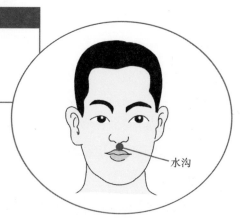

水沟

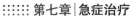

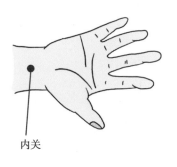

内关

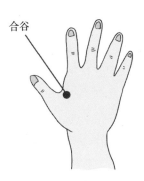

合谷

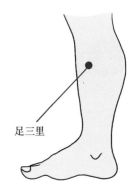

足三里

> 针
> 灸

> 养
> 生

2 ▶▶▶ 操作

一般仅取主穴之一，效果不佳时可加取或改取他穴。内关多取左侧，以 1 寸 30 号毫针刺入 2~3 分深，要用轻微捻转和震颤交替应用，直至苏醒，不留针。水沟，快速进针，强刺激至患者复苏，不留针。足三里、合谷，强刺激，30 秒至 1 分钟捻针 1 次，留针至苏醒。

3 ▶▶▶ 疗效

治晕厥 107 例，其中 33 例，除 1 例 5 分钟复苏，余均在 1 分钟内复苏。另 84 例晕厥抽搐，即效（神志清楚，抽搐停止，临床症状消失）68 例，显效（神志清楚，抽搐停止，临床症状大部消失）14 例，无效 2 例，总有效率为 97.6%。

艾灸

1 取穴

足三里、百会。

2 操作

两穴均取。嘱患者取卧位，头低足高。点燃清艾条，在距穴位 0.3~0.5 厘米处行雀啄灸，直灸至患者复苏。

3 疗效

共观察 35 例，均在 30 分钟内复苏。

流行性出血热

流行性出血热是一种由病毒引起、经鼠传播的自然疫源性疾病。在全世界都非常流行，死亡率较高。当本病病原体侵入身体后，会严重损害小血管和毛细血管，引起发热和毒血症，其主要临床表现为高热、低血压、出血、肾脏损害、电解质紊乱等。20世纪30年代，流行于黑龙江地区，现在除青海、新疆以外，已经遍及32个省、市。病程一般分为五期，即发热期、低血压休克期、少尿期、多尿期及恢复期。

1984年，才首次出现有关针灸治疗本病的报道，采取耳针与体穴穴位注射之法，对少尿期患者疗效显著。在1985年之后，本病才取得大的进展。安徽省的学者运用艾灸法及火针代灸等法，并在西医对症支持疗法的配合下，取得了比较大的成功。该法能够有效地防止本病五期传变，缩短疗程，提高本病的痊愈和显效率。现在，还用体针、穴位注射、耳穴压丸等法，来对出血热恢复期的一些症状或并发症进行治疗，疗效也很明显。

● 治疗

1 ▶▶▶ 取穴

主穴：分两组。①阿是穴。②肾俞、命门。

配穴：出血热早期加大椎，腰痛少尿明显加阴交，脘腹闷胀、恶心呕吐加上脘、中脘、下脘，神志昏蒙加百会，低血压加巨阙或至阳，口渴口苦加内关、复溜、阳陵泉，衄血、龈血及内脏出血加膈俞、血愁，上部出血加尺泽、鱼际，下部

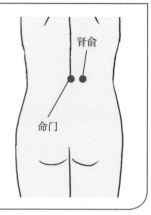

出血加血海、三阴交，小便短少及尿血加列缺、照海。

阿是穴位置： 位于背部，系压痛最明显处。

血愁穴位置： 第二腰椎棘突上。

② ▶▶▶ 操作

第一组穴用于出血热各期，第二组穴用于少尿期，主穴每次必取，配穴据不同症状及病变阶段而加用。

第一组穴一般选一穴点，不超过两穴点。主穴采取熏灸法，用特制熏灸器，内置艾条段在穴位上熏灸，每次熏灸 1.5~2 小时。配穴采取火针代灸法，所谓火针代灸，与传统火针操作不一样。仅刺及表皮、真皮，灸疮既小又浅。要求为：①点刺深浅分为三度。Ⅰ度深 1~1.5 毫米，Ⅱ度深 2~3 毫米，Ⅲ度 5 毫米左右。②点刺轻重要求：用力适度，轻巧稳准。手法分快、中、慢三种。快刺用力轻，一触即去；慢刺停留时间稍长，用力稍重；中刺则介于快、慢刺手法之间。③壮数计算。点刺一下为 1 壮，二下为 2 壮，以此类推。配穴各穴壮数如下：大椎 5 壮，阴交 4 壮，上、中、下脘均为 5 壮，百会 5 壮，内关、复溜、阳陵泉 3 壮。巨阙、至阳则采用熏灸之法。另外，如局部有红肿青紫、硬皮肿痛，亦可以火针代灸。

熏灸与火针代灸可同用亦可交替使用，熏灸每次以一穴为准，火针则不超过 5 壮一穴。每日灸治 1~2 次，不计疗程，以愈为度，疗效不佳者可配合针刺及三棱针刺血。

第二组穴灸法：嘱患者取俯卧位，点燃艾条，将燃着端对准穴区施灸，两穴交替，至穴区皮肤灸红为度，每隔半小时复灸 1 次，直到尿量增多。

③ ▶▶▶ 疗效

共治 139 例。用第一组穴治疗 79 例，痊愈 56 例，显效 21 例，无效 2 例，总有效率为 97.5%。另通过对 106 例流行性出血热患者的灸治观察也证实，灸法对退热、抗休克和防治肾功能损害的疗效，均优于西医常规疗法。用第二组穴治疗 60 例，58 例获效，2 例死亡，平均获效时间为 2.08 天。

耳针加穴位注射

① 取穴

主穴：分两组。①肾、膀胱、肺、神门、肾上腺、皮质下、内分泌、交感（均为耳穴）。②胸 1 夹脊、次髎、足三里、三阴交、阴陵泉。

配穴：分两组。①头痛加太阳，消化不良加脾、胃（均为耳穴）。②关元、中极。

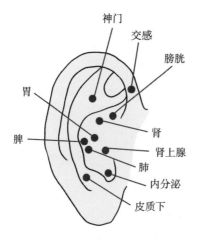

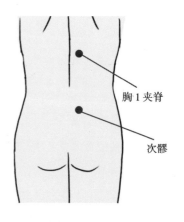

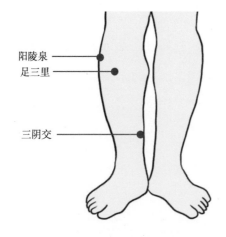

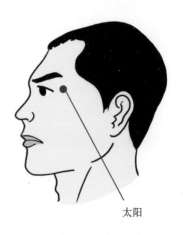

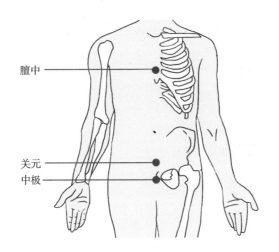

膻中

关元
中极

② 操作

以主穴为主，据症酌加配穴。主穴与配穴的第一组，均为耳穴，其操作如下：每次取 3~4 穴，以 28 号 0.5 寸毫针于耳郭做严密消毒后刺入，取一侧穴，得气后留针 30 分钟。取针后，在另一侧耳穴埋针或用 0.7 厘米 ×0.7 厘米胶布将一粒王不留行籽固定于耳穴上，每隔 2 小时顺次按压耳穴。第二组为体穴，采用穴位注射法。药液分别为维生素 B 注射液（含量 100 毫克 /2 毫升）、维生素 B_{12} 注射液（含量 100 微克 / 毫升）、维生素 B_6 注射液（含量 50 毫克 /2 毫升）。每次取 4~6 穴，上述三种药物交替使用，每穴 0.5~1 毫升。以 5 号齿科针头刺入穴位，待有明显针感后，注入药物。三种药物宜交替应用。

耳针每日 1 次，穴位轮流使用；穴位注射酌情加用。

③ 疗效

本法用于流行性出血热少尿期患者。共观察 56 例，利尿效果均较满意，有些病例针后数分钟或数小时即可有尿，尿量在 100~400 毫升。其中 24 例流行性出血热急性肾功能衰竭者，仅用耳穴贴压，贴压 24 小时，尿量达 500 毫升以上者为 13 例（占 54.2%），贴压 48 小时，日尿量达 500 毫升以上者为 22 例（占 91.7%）。

针
灸

养
生

穴位注射

1 ▶▶▶ 取穴

内关。

内关

2 ▶▶▶ 操作

药液：胃复安注射液 8~10 毫升。

双侧均取，用 5~6 号针头抽取胃复安，穴位常规消毒，直刺进针，患者有酸、麻、胀感后推注药物，推注完毕拔针，按压针眼，防止出血，每日 2 次。

3 ▶▶▶ 疗效

本法治疗流行性出血热呕吐患者共 167 例，治疗后，24 小时内恶心、呕吐症状明显减轻或消失者 152 例，全部病例在 36 小时内症状完全消失。

电针

1 取穴

主穴：肾俞、膀胱俞、中极、关元、三阴交、太溪。

配穴：烦躁不安加劳宫、涌泉；恶心呕吐加内关、太冲。

2 操作

以主穴为主，据症加配穴。前后穴位可交替使用。先针刺各穴后在肾俞及三阴交穴施以电针刺激，连续波或疏密波，频率 20~32r/min，强度以患者能耐受为度。留针 30 分钟，每日 1 次，不计疗程。治疗中应加用利尿药物。

3 疗效

本法主要用于出血热无尿患者，共观察 13 例，经 1~15 次治疗，其 24 小时尿量均高于 2400 毫升，而过渡到多尿阶段。其中 5 例仅治疗 1~6 次即解除无尿症状。

体 针

1 ▶▶▶ 取穴

主穴：神庭、风池。

配穴：眼眶痛加阳白；偏头痛加太阳。

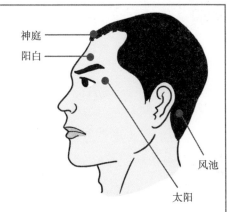

神庭
阳白
风池
太阳

针灸养生

2 ▶▶▶ 操作

主穴均取，据症酌加配穴。用28 号 1.5 寸毫针，神庭穴向上平刺0.5~0.8 寸，风池取双侧，针尖向对侧眼球方向斜刺 1 寸，太阳穴（双侧）斜刺 1 寸，阳白向下平刺 0.5 寸。风池穴应引发出向前额或鬓角的针感，余穴均须有酸、胀、重的得气感。然后用平补平泻手法运针 1~2 分钟。留针 30 分钟，每隔 5 分钟行针 1 次。每日 1 次。

3 ▶▶▶ 疗效

本法主要用于治疗流行性出血热恢复期头痛头晕症。共观察 40 例，经 2 次治疗，痊愈 36 例，有效 4 例，有效率为 100％。

在日常生活中，人们应怎样预防流行性出血热？进行针灸治疗时，患者应该注意些什么问题？

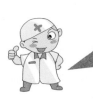

（1）预防本病的发生是首要任务，包括灭鼠、防鼠，做好草类处理，注意环境清洁和个人防护。

（2）针灸只是本病综合治疗措施之一，故应结合中西医常规治疗。早期即应要求患者卧床休息，给予高热量、高维生素的半流质饮食，补充足量液体以利于毒素排出。

急性细菌性痢疾

　　本病系由志贺菌，又称痢疾杆菌所引起的急性肠道传染病。临床表现为：起病急，腹痛，腹泻与坠胀，每天大便数次可至十余次，混有黏液、脓、血，可伴发热，左下腹压痛及恶心呕吐，食欲不振等。急性细菌性痢疾分为普通型、轻型和中毒型。其中，中毒型菌痢发病更为急骤，多见于2~7岁儿童，可迅速出现高热、嗜睡、惊厥、昏迷与呼吸循环衰竭，必须尽早治疗。

　　在针灸治疗急性菌痢的机制方面，专家也投入了大量工作。虽然现在还不是特别清楚，但各种实验研究已经表明：针灸使患者的免疫能力得到提高，以体液免疫功能（包括特异性和非特异性）增强最为明显；还可以抑制菌痢患者亢进的肠蠕动，此外，还有纠正生理功能紊乱和物质代谢障碍的作用。

● 治疗

① ▶▶▶ 取穴

　　主穴：天枢、上巨虚、足三里。

　　配穴：高热加大椎、曲池，呕吐加内关、中脘，里急后重加关元、长强，抽风惊厥酌选水沟、十宣、印堂，循环衰竭酌选百会、水沟、十宣、素髎。

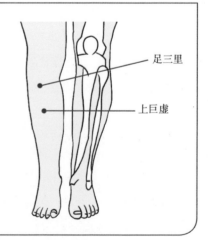

足三里

上巨虚

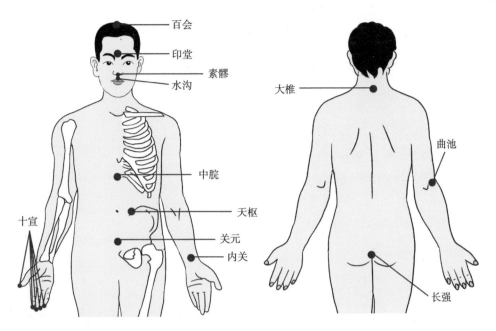

2 ▶▶▶ 操作

　　主穴每次取2穴，其中上巨虚与足三里可交替轮用。配穴据症情选用。

　　普通型治法以泻法为主。针刺略深，得气后。紧提慢按结合捻转反复运针，刺激强度可适当增大。留针30~60分钟，留针期间宜多次运针，增强针感。重症每8小时针1次，轻中症可日针1~2次，症状缓解改为每日1次，直到痊愈。本病针刺恢复较快，不须计疗程。下同。

　　中毒型治法除用上法外，应抓住退热、止痉两要点。退热，大椎、曲池均以三棱针点刺出血，一般病初起用大椎，热久者加曲池。止痉，亦宜刺血。

3 ▶▶▶ 疗效

　　急性菌痢针灸治疗治愈标准：①临床自觉症状完全消失，大便成形；②大便镜检三次阴性；③细菌培养阴性。

　　以上法治疗本病2899例，治愈率在90%~100%。

电针

① 取穴

主穴：天枢、足三里、神阙。

配穴：气海、曲池、压痛点。

压痛点位置：令患者取仰卧位，用拇指从患者双侧内踝前沿足太阴脾经走行用力均匀地按压，患者感觉酸重疼痛较其他部位特殊之处即为压痛点。一般在三阴交、地机、阴陵泉三穴或三穴上下一横指处。

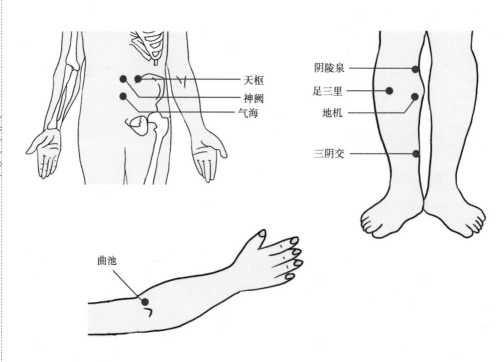

② 操作

主穴为主，酌加配穴。主穴天枢、足三里，以 28 号毫针快速进行，提插捻转强刺激，通以脉冲电，频率 5~10 赫兹，电流强度以患者能耐受为度，用连续波。留针 30~60 分钟。神阙穴拔罐 10 分钟。配穴，用毫针直刺 1.5 寸，得气后，每 10 分钟捻转 1 次。留针时间同上。一般每日 1 次，重者每日 2 次。5~10 次为一疗程。

3 疗效

共治 1471 例，一疗程治愈及显效 1344 例，占 91.4%。余 127 例转入药物治疗。

刺 血

1 ▶▶▶ 取穴

阿是穴。

阿是穴位置：脐周 1 厘米处。

2 ▶▶▶ 操作

令患者仰卧，以三棱针做对角刺，刺入皮肤 2~3 毫米深，以出血为宜，用闪火法将直径为 4 厘米的玻璃火罐拔在穴处，留针 15~20 分钟。每日 1 次。不计疗程。

3 ▶▶▶ 疗效

共治 135 例，均在 4 次内治愈。

穴 位 注 射

1 取穴

主穴：天枢、上巨虚。

配穴：足三里、关元、气海。

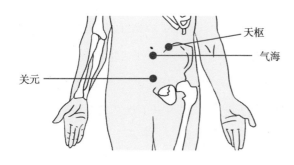
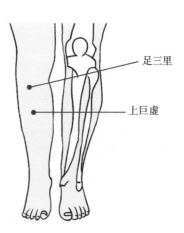

② **操作**

药液：以下药液任选一种，维生素 B_1 注射液、25%葡萄糖注射液、当归注射液、注射用水。

每次选 2~3 穴，仅取一侧。按穴位注射要求，针刺入穴，得气后略作提插，加强针感，回抽无血，每穴按不同药物注射剂量，分别注入 0.5~1 毫升。其中，注射用水初次每穴注入 0.5 毫升，1 小时后再注入 1~2 毫升，以后均每日 1 次，重者每日可 2 次，左右交替。

③ **疗效**

统计 108 例，治愈率达 100%，平均治疗 8.2 天。

耳针

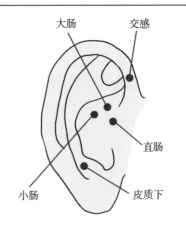

① ▶▶▶ **取穴**

主穴：大肠、小肠、直肠下段。

配穴：皮质下、交感。

② ▶▶▶ **操作**

以主穴为主，效不明显加配穴。每次选 2~3 穴（单侧）。寻得敏感点，毫针刺入，快速捻转，尽量用患者能耐受的较强刺激，留针 15~45 分钟，并间断地做持续运针，直至患者有便意及腹痛明显减轻或消失。症状重者，每日 2~3 次，待控制后，改为每日 1 次。亦可在上述耳穴穴位注射维生素 B_1 注射液，每穴 0.1 毫升，每日 1 次，左右交替，双侧轮用。

③ ▶▶▶ **疗效**

治疗 110 例，治愈率在 90% 左右。

支气管哮喘

支气管哮喘（以下简称哮喘）是由多种细胞和细胞组分参与的气道慢性炎症性疾患。支气管哮喘的临床表现为：突然发作打喷嚏、流涕、咳嗽、胸闷等先兆症状，随后出现呼吸困难、呼气延长费力，胸部紧压感，患者端坐，两手前撑，双肩高耸，出汗，烦躁不安，并有喘鸣咳痰，甚至出现紫绀等。有明显的呼吸困难。哮喘经常会反复发作，每次发作会超过数小时。

现在对于针灸治疗哮喘的报道有很多。尤其是近三十多年来，已经不断发掘出了很多好方法。对于支气管哮喘的治疗，除了传统的刺灸法外，还有穴位敷贴、磁疗、穴位注射、穴位埋线、穴位激光照射、穴位结扎、穴位挑治、穴位割治、热针、眼针等方法。

> 针
> 灸
> 养
> 生

● 治疗

1 ▶▶▶ **取穴**

主穴：鱼际、肺俞、大椎、定喘、列缺、四缝。

配穴：风门、膻中、内关。

内关 —— 列缺
鱼际
四缝
膻中

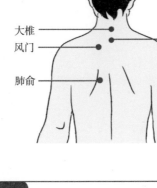

大椎
风门
肺俞
定喘

2 ▶▶▶ 操作

每次取主穴为主，其中，四缝穴用于控制儿童急性发作。效不显时酌加或改用配穴。一般每次取 3~4 穴。先针鱼际，继针其他穴位。鱼际，每次取一侧，进针 1 寸，刺时针尖向掌心斜刺，泻法，用强刺激，留针 20~30 分钟，每隔 5 分钟运针一次。肺俞，直刺 5 分。大椎直刺 1~1.3 寸，施以提插捻转平补平泻法，留针 15 分钟后取针，予以艾条温灸或拔罐。四缝穴用消毒粗针点刺，挤出少量黄白色黏液。余穴均常规针刺得气后用泻法，中强刺激。留针情况同鱼际。发作期每日 1~2 次，喘平后每日或隔日 1 次以巩固疗效。

3 ▶▶▶ 疗效

疗效评定标准：临床控制：症状完全消失，随访半年未再发作者。显效：症状明显改善，发作次数减少者。有效：病情缓解，喘息等症有所减轻者。无效：治疗前后症状无变化。效果不明显：病情无变化。

本法主要预防哮喘发作，共观察 4434 例，结果，预防发作的有效率为 83.7% ~98%。

穴 位 敷 贴

① 取穴

主穴: 分两组。①大杼、肺俞、心俞、天突。②风门、厥阴俞、督俞、膻中。

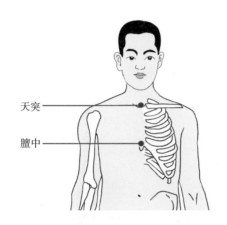

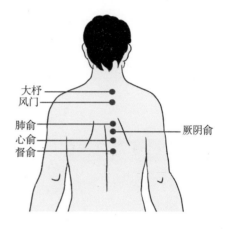

天突
膻中

大杼
风门
肺俞
心俞
督俞
厥阴俞

> **药物配制**
>
> ①消喘膏。白芥子30％、甘遂30％、细辛10％、干姜10％、麻黄10％、延胡索10％,上药共研细末,以鲜姜汁调成糊状,摊于圆形硫酸纸上。硫酸纸面积约为10平方毫米。
>
> ②毛茛、天文草(均为鲜叶),各取3~5叶,捣烂成泥,加鲜姜汁调匀,做成直径2.5毫米的药饼。

② 操作

治法一般应用消喘膏,如取材方便亦可用后者。首次贴敷第一组穴,取准穴后,贴上药饼,周围敷以棉花,上盖消毒纱布,以胶布黏住。贴后2~3小时,待有灼热或微痛感,除去药饼,出现水泡时,涂以龙胆紫防止感染。隔9天后再敷贴第二组穴。本法主要用作哮喘急性发作治疗,贴敷3次为一疗程,每年贴一疗程。冬季喘者敷贴于三伏天,每伏一次;夏季喘者,敷贴于三九天,每九天一次。敷贴处嘱患者不要搔破,以防感染,禁用凡士林纱布。

> 针
> 灸
> 养
> 生

③ **疗效**

　　疗效评定标准：痊愈：症状消失，体质恢复，观察三年不再复发。显效：两年内偶或发作，但症状显著减轻。有效：喘咳较以往减轻，发作次数减少。无位注射为主，用于预防的则以穴位敷贴应用为多。从疗效看，各法大致相近，有效率多在80%~90%之间。不仅能有效控制急性发作，而且可以预防复发。近年来，对治疗效果的观察更趋深入，如经对照治疗发现，化脓灸对哮喘缓解期的疗效明显优于发作期。

穴 位 注 射

① ▶▶▶ **取穴**

主穴：定喘、肺俞。

配穴：阿是穴。

阿是穴位置：位于背部肩胛间区。有板滞、胀、凉、痛等异常感觉，触之有肌紧张度高、皮温低及有团块状或条索状之区域，压之有酸、胀、痛、麻感。

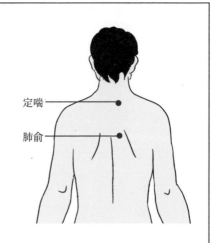

定喘

肺俞

② ▶▶▶ **操作**

　　药液：为2%普鲁卡因注射液2毫升＋氨茶碱0.125毫克＋地塞米松2.5毫克＋东莨菪碱0.1~0.2毫克（或654-2注射液5毫升）四种药物之混合液。

　　一般每次仅取一主穴，可始终用其中一穴，亦可交替取用。配穴用于哮喘持续状态患者。在普鲁卡因皮试阴性后，令患者取俯伏坐位，充分暴露项背部，定准穴位，常规皮肤消毒后。用舒张进针法，左手拇、示两指确定定喘穴，用5毫升一次性注射器抽取药液，右手快速垂直将针刺入穴内皮下组织，缓慢向脊柱方向斜刺，探得酸胀等得气针感后回抽无回血，深部刺入约1厘米，抽无回血，将药液缓缓注入（穴注时嘱患者不得抬头）。哮喘发作期间每天1次，哮喘停止以后改为隔天穴注1次，剂量同上，双

针
灸

养
生

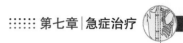

侧穴注，10 次为一疗程，一般患者共治疗 20 次，即 2 个疗程。

③ ▶▶▶ 疗效

共治 343 例患者。临床控制 240 例，显效 23 例、有效 62 例，无效 18 例，总有效率为 94.8%。大部分均在 3 天内止喘。但止喘后不能立即停止穴位注射，一般需巩固治疗 10~20 次，以防复发。以阿是穴共治 14 例哮喘持续状态，症状立即完全缓解 12 例，症状明显缓解 2 例。

穴 位 割 治

① 取穴

膻中、肺俞、定喘。

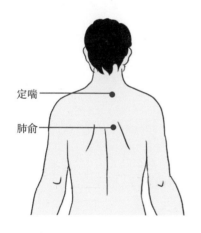

定喘
肺俞

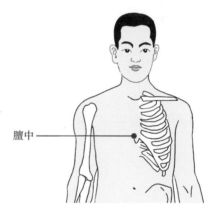

膻中

针
灸

养
生

② 操作

每次取一穴，轮换进行。取准穴位后做常规消毒，局部浸润麻醉。用手术刀做纵形切口，长 0.5~0.8 毫米，深达皮下（不宜过深）。以直血管钳分离切口，暴露脂肪组织，并摘去黄豆至蚕豆大的皮下脂肪。之后，血管钳深入切口略施刺激，至患者有明显的胀痛或沉重感后取出，不做缝合，以消毒纱布覆盖。两次割治间隔在 7~10 天，3 次为一疗程。

❸ 疗效

共治疗 456 例，缓解 399 例，有效 45 例，无效 15 例，总有效率为 96.4%。本法用于防治哮喘。

艾 灸

① ▶▶▶ 取穴

主穴： 分为四组。①少商。②天突、灵台、肺俞。③风门、大椎。④大杼、膻中。

配穴： 身柱、膏肓、气海。

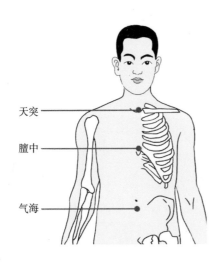
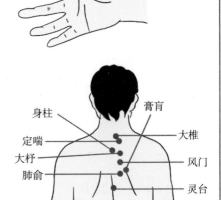

② ▶▶▶ 操作

第一组，主要用于控制支气管哮喘的急性发作。其他三组及配穴用于预防哮喘发作。

第一组灸法：取双侧少商穴，用艾炷行无瘢痕直的棉球，点燃后将罐扣上，或用真空拔罐器吸拔，留罐 15 分钟。亦可先留针 20 分钟，中间行针 1~2 次，以捻转手法平补平泻。取针后再以闪火法，在风门穴与肺俞穴之间拔罐，留罐 10~15 分钟。注意，小儿不可留针拔罐，一般仅采取点刺不留针，再拔以中号或小号罐，留罐时间，以局部皮肤潮红为度。或单独取肺俞穴刺络拔罐，以消毒过的梅花针用力在双侧穴区叩打，见局部皮肤轻微出血后，立即用大号玻璃火罐拔之，留罐时间同上，出血量一般为 0.5~3 毫升，去罐后拭去瘀血。

上述治法，每日一次，穴位可轮换。10 次为一疗程。

3 ▶▶▶ 疗效

以上法共治 95 例，临床控制 5 例，显效 37 例，有效 43 例，无效 12 例，总有效率为 87.4%。

穴位激光照射

1 取穴

主穴：分两组。①膻中、肺俞。②天突、定喘。

配穴：脾俞、肾俞、足三里、大椎、风门。

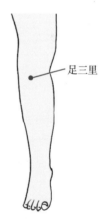

足三里

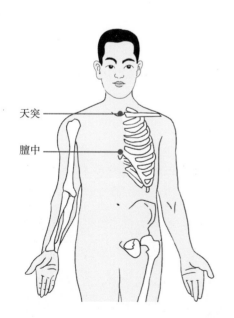

天突
膻中

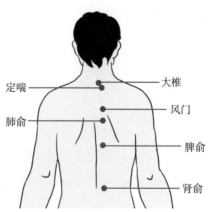

定喘
肺俞
大椎
风门
脾俞
肾俞

② 操作

　　主穴每次取一组，两组交替轮用。配穴据症酌加 1~2 穴。可采用二氧化碳激光治疗仪，亦可用氦—氖激光治疗仪。具体操作方法为：二氧化碳激光仪，须装上光斑放大镜行散焦照射。照射距离 5 厘米，照射范围 2 平方厘米，功率密度约 0.1 瓦 / 平方厘米，每穴照射 3~5 分钟，每周治疗 6 次。氦—氖激光仪，波长 632.8 纳米，照射功率 2~5 毫瓦，照射距离 40~70 厘米，光斑直接灸，各灸 3~5 壮，每日 1 次，10 次为一疗程。

　　其他三组，于每年夏冬季节灸治一疗程。一般仅取主穴，体质虚弱者酌加配穴。治疗时，嘱患者正坐低头，暴露背部。取穴须正确（按同身寸取），将预先制备好的如黄豆大艾炷（系陈艾绒加入少量麝香压制而成）置于穴上点燃。施灸过程中，当艾炷烧及皮肤开始灼痛时，术者用手在该穴区附近轻轻拍打，以减轻疼痛（亦可预先皮下注射 1% 普鲁卡因注射液 0.3 毫升）。4~5 分钟待火熄后，用纱布蘸无菌蒸馏水拭净艾灰，再灸第二壮。施灸壮数：腹背部穴各 9 壮，胸部穴各 7 壮，颈部穴各 5 壮。灸毕贴以灸疮膏或胶布。每日更换一次。一般病例每日灸一穴，4~5 天为一疗程。

③ 疗效

　　本法可用于防和治。治疗急性发作 37 例，临床控制 5 例，显效及有效 22 例，无效 10 例，总有效率为 73.0%。预防哮喘急性发作共治 1788 例，其有效率为 66.9% ~94.4%。穴位化脓者疗效满意。

在治疗支气管哮喘时，应注意哪些问题？

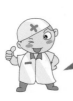

　　（1）如为外源性哮喘，应尽力找出和避免接触变应原；内源性患者，则尽可能去除或控制感染病灶。避免精神紧张，情绪激动，注意增强体质。

　　（2）重症患者或呈哮喘持续状态时，应给予吸氧，适当输液。抗感染及纠正酸中毒等。如针灸不能控制病情，宜立即改用其他中西医疗法。吸氧等基础治疗针灸不能奏效时宜速改用其他中西医疗法。

原发性脑出血

急性脑血管疾病又称为脑血管意外或中风，系脑部或支配脑的颈部动脉病变引起的脑局灶性血液循环障碍，导致急性或亚急性脑损害症状，常见有偏瘫、失语及昏迷等症状。起病急骤是其共同特点。包括脑出血、动脉硬化性脑梗死（脑血栓形成）、脑栓塞及脑血管痉挛等，动脉硬化性脑梗死（脑血栓形成）、脑栓塞及脑血管痉挛统称为缺血性中风。针灸主要针对脑出血和脑梗死的治疗。

当然，现在脑出血的急性期还需要中西医疗法与针灸协同进行综合治疗，对于针灸的有效率各地报告都不尽相同，通常来说，急性昏迷期，在60%左右；待症情稳定后，早期针灸参与其有效率可上升至80%~90%以上。

对于中风自愈率的问题。部分中风患者有自发性代偿的倾向，针灸疗效的客观估价受到影响。对此，也有单位将针刺疗效和只用对症支持疗法的疗效做了比较，发现针刺组的效果明显比对照组高，这就证明针灸治疗急性脑血管病的效果是不容置疑的。

● 治疗

体针（之一）

1 ▶▶▶ 取穴

主穴： 分两组。①风府、哑门。②水沟、内关、三阴交、涌泉。

配穴： 血压高加曲池、太冲，大小便障碍加秩边、阴陵泉，上肢瘫加极泉、肩髃、尺泽、二间，下肢瘫加委中、环跳、足三里、阳陵泉。

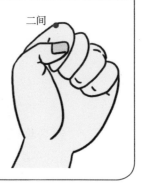

二间

针
灸

养
生

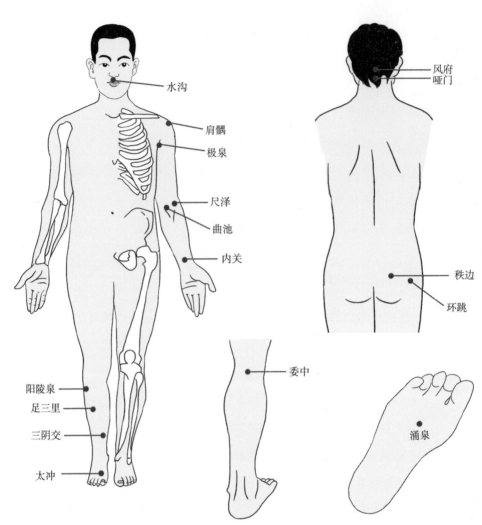

水沟

肩髃

极泉

尺泽

曲池

内关

风府

哑门

秩边

环跳

委中

涌泉

阳陵泉

足三里

三阴交

太冲

② ▶▶▶ 操作

　　在急性期的初始阶段和病情相对稳定阶段其取穴及操作有所区别，下面分述之。

　　初始阶段取第一组穴。主穴为主，据症酌加配穴。从急症入院起，每次选1主穴，两穴交替，以得气为度（昏迷患者，进针深度以不超过颈围的12%~14%为宜）。如为闭证，可用三棱针点刺井穴出血；如为脱证，可用艾条雀啄灸足三里、气海。配穴，用常规针刺之法，得气后留针15~20分钟。

脑出血后病情相对稳定阶段取第二组穴。先针主穴，再针配穴。先刺双内关，直刺 1~1.5 寸，施提插结合捻转泻法，运针 1 分钟，复刺水沟，向鼻中隔下斜刺 5 分，用雀啄（震颤）法泻之，至流泪或眼球湿润为度；刺三阴交，针尖向后斜刺，与皮肤呈 45° 角，进针 1~1.5 寸，提插补法，至患者下肢抽动 3 次为度。双侧涌泉，直刺 1 寸，施捻转泻法。极泉，直刺进针 1~1.5 寸，提插泻法，至上肢连续抽动 3 次为度，尺泽同极泉。委中仰卧抬腿取穴，进针 1~1.5 寸，采用提插泻法，以下肢抽动 3 次为度。其余穴位用常规针法。每日针 2 次。

脑出血的针刺手法，一般要求轻捷熟练，用弱刺激；症情稳定，情况较好的患者可酌用中强刺激或强刺激。除前面提到的配穴外，多不留针。在治疗过程中，要随时测量血压，如血压明显升高者，操作需谨慎，必要时暂停针刺。

③ ▶▶▶ 疗效

疗效评定标准：基本痊愈：症状和体征基本恢复正常，神经功能缺损评分减少 91%~100%。显著进步：症状和体征基本恢复 60% 以上，神经功能缺损评分减少 46%~90%。进步：症状和体征基本恢复 20% 以上，神经功能缺损评分减少 18%~45%。无变化：症状和体征基本恢复不足 20% 甚至加重，神经功能缺损评分减少 <17%。

体针（之二）

① 取穴

主穴：分两组。①百会、太阳。②水沟、睛明、太冲、涌泉。

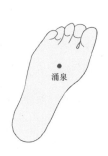

涌泉

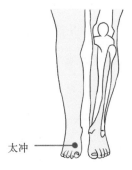

太冲

配穴：后溪透劳宫、三阴交透悬钟；意识障碍加百会透前顶，失语加廉泉、哑门。

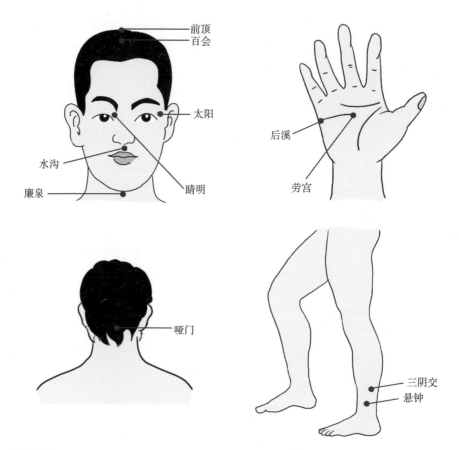

前顶
百会
太阳
水沟
廉泉
睛明
后溪
劳宫
哑门
三阴交
悬钟

❷ 操作

主穴仅取一组，配穴一般与第二组相配。第一组穴操作取患侧之百会至太阳穴区，以 28 号 1.5 寸毫针，从上至下按平均距离刺入 4 针，每针沿皮下进针 1 寸左右，行捻转手法，捻转频率 200r/min，持续捻转 5 分钟，留针 5 分钟，再次捻转，重复 3 次，针刺同时，对瘫痪肢体做主动或被动运动。每次共针刺 30 分钟，第二组穴操作水沟向上斜刺 0.5 寸，强刺激；睛明取健侧，向上透皮刺，快进慢出，反复刺 3 次，不留针；太冲透涌泉，行泻法，双侧均取。如舒张压大于 12.6 千帕，灸涌泉穴 5 分钟。配穴，进针得气后，提插捻转 5~10 分钟，留针 15 分钟。每日 1~2 次。

3 疗效

在西医常规疗法配合下共治疗急性脑出血患者 125 例，基本恢复 37 例，显著进步 62 例，进步 9 例，无变化 4 例，恶化（死亡）10 例，总有效率为 88.8%。

头针

1 ▶▶▶ 取穴

主穴：分两组。①运动区。②百会至曲鬓。

配穴：感觉区、足运感区、言语二区、晕听区。

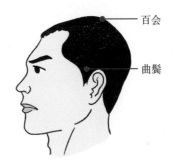

百会

曲鬓

2 ▶▶▶ 操作

主穴任取一组，配穴据症酌加。第一组穴，于病灶侧头针运动区自上而下分为三段。以 28~30 号 1.5 寸毫针从上而下分别针三针。沿皮刺入皮下 1.2 寸。然后快速捻转，200r/min，捻转 5 分钟。留针 15 分钟，重复 3 次，共针 1 小时。第二组穴，自百会至曲鬓穴区，分段沿皮刺入 4 针，斜刺入皮下约 1 寸。采用快速进、出针，快速小捻转，捻针 200r/min（小幅度、高频率，捻转之补法），间断手法：捻针 3 分钟，间隔 10 分钟，重复 3 次，30 分钟后出针。配穴于进针后，捻转 2 分钟，留针 30 分钟，中间行针 1~2 次。上法每日 1 次，疗程 30 天。

3 ▶▶▶ 疗效

在西医常规疗法配合下共治疗急性脑出血患者 181 例，基本恢复 54 例，显著进步 74 例，进步 46 例，无变化及恶化 7 例，总有效率为 96.1%。

针
灸

养
生

急性脑梗死

急性脑梗死是急性缺血性脑血管病之一。本节主要讨论动脉硬化血栓形成性脑梗死的针灸治疗。中年人以上比较多见，他们大多数有高血压、糖尿病、冠心病或高血脂史。一般多在安静休息时发病，一部分患者在清晨睡醒后发现症状。起病比脑出血慢，常常在数分钟、数小时、半天甚至1~2天达到高峰。会有病侧头痛，很少会有剧痛、呕吐。患者还是有清楚的意识的，但是会出现明显的偏瘫、失语等症状。

近年来，针灸用于急性脑梗死的临床资料在不断增加，取穴和治法非常丰富。可是还存在缺乏严格的大样本、多中心以及不同方法之间的比较对照，降低了临床指导价值。对于这个方面的工作有必要加强。

● 治疗

体针（之一）

1 ▶▶▶ 取穴

主穴：内关、水沟。

配穴：极泉、委中、三阴交、尺泽；假性球麻痹加风池、翳风。

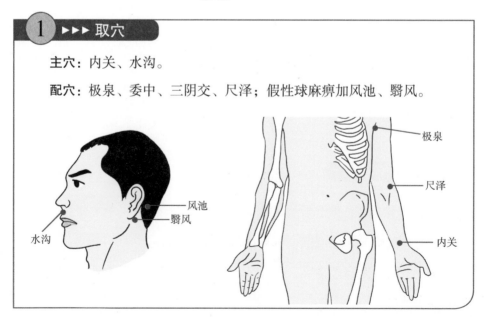

② ▶▶▶ 操作

先取主穴，根据病情轻重和突出的症状表现，加取配穴。

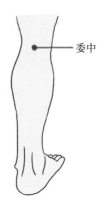

委中

操作先刺双内关，直刺 1~1.5 寸，施提插结合捻转泻法，运针 1 分钟；复刺水沟，向鼻中隔下斜刺 5 分，用雀啄（震颤）法泻之，至流泪或眼球湿润为度；刺三阴交，针尖向后斜刺，与皮肤呈 45° 角，进针 1~1.5 寸，提插补法，至患者下肢抽动 3 次为度；极泉，直刺进针 1~1.5 寸，提插泻法，至上肢连续抽动 3 次为度，尺泽同极泉；委中仰卧抬腿取穴，进针 1~1.5 寸，采用提插泻法，以下肢抽动 3 次为度；针风池，针尖向结喉，进针 1.0~2.0 寸，采用快速捻转手法，运针半分钟。针刺翳风，同风池。针合谷，针尖斜向三间、第二掌骨下缘部位，采用提插泻法。每日 1~2 次，10 次为一疗程。

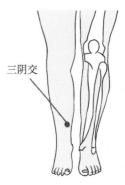

三阴交

③ ▶▶▶ 疗效

本法被称为醒脑开窍法，共治疗发病 1~10 天的 399 例脑梗死患者，基本痊愈 253 例（63.41%），总有效率达 99.3%。通过针刺前后电生理测定，证明本法有镇静、降压、解痉、苏醒的作用。

体针（之二）

❶ 取穴

主穴：百会、太阳、风池、四神聪、大椎、涌泉。

配穴：肢体瘫痪加曲池、手三里、合谷、足三里、阳陵泉、血海，吞咽困难加上廉泉。

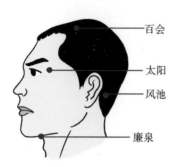

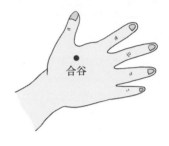

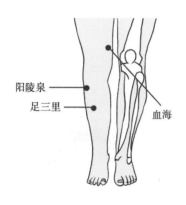

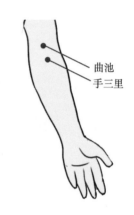

② 操作

主穴均取，酌加配穴。患侧百会至太阳连线平分3段，共取4穴点，以21寸毫针平刺，风池（双）穴，针尖指向对侧眼下眶，深刺2.0~2.5寸，施小幅度、高频率捻转（200r/min）平补平泻法，施手法1分钟，留针20分钟，再施手法1分钟，留针10分钟拔出；四神聪穴以1寸针透刺百会穴，高频率（200r/min）、小幅度捻转，提插1分钟，留针20分钟，再施手法1分钟，留针10分钟拔出。太阳穴以1.5寸针直刺，高频率（200r/min）小幅度捻转，提插1分钟，留针20分钟，再施手法1分钟，留针10分钟拔出。大椎、涌泉以1.5寸针，深刺得气后，均施捻转补法，曲池、血海用捻转泻法，余穴用提插加捻转的平补平泻之法。上穴运针2分钟，留针30分钟，间隔5~10分钟行针1次。亦可接G6805电针仪，用疏密波，频率为5~10赫兹，强度以患者可耐受为度。据症酌加配穴，上廉泉向舌根方向深刺2寸，得气后不留针。每日针1~2次，5~7天为一疗程，疗程间隔1天。

③ 疗效

以此法治疗 304 例急性脑梗死患者，其中超早期（发病 <6 小时）30 例，总有效率 96.7%；急性期有效率为 90.3% ~98.3%。

体针（之三）

① ▶▶▶ 取穴

主穴：分两组。①上星透百会、印堂。②颈穴。

配穴：风池、完骨、天柱。

颈穴位置：甲状软骨两侧旁开 1.5 厘米处。

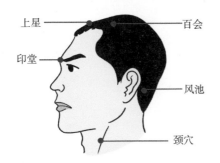
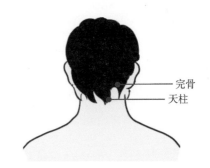

② ▶▶▶ 操作

两组主穴，可任选一组。急性期第一组穴主穴、配穴均用，症情好转后，酌减配穴。印堂穴，以 28 号 1 寸针沿皮刺 0.5~0.8 寸，先做捻转法，捻转幅度 360°，再行雀啄术，持续 1 分钟。再以 28~30 号毫针由上星透至百会，沿皮透 2~3 寸（司采取分段透法），以小幅度高频率捻转手法，持续运针 1~5 分钟。风池向对侧眼球方向进针，刺入 1~1.5 寸，用捻转补法 1 分钟。留针 30 分钟，其间分别运针 3 次。第二组穴可单用颈穴，方法为：患者取仰卧位，充分暴露颈前皮肤，消毒后，用左手示指和中指将颈动脉和胸锁乳突肌向外推开，右手持 24~26 号毫针于甲状软骨两侧旁开 1.5 厘米处进针，直刺 3~4 厘米，针灸抵达颈椎横突的前方，使患者颈部产生胀麻感，并向同侧肩部、上肢甚至躯干及下肢放射。留针 10 分钟左右，中间捻转 2~3 次（不提插）后拔针。不论用何组穴，每日均针 1 次。10 次为一疗程。

本法须在西医常规疗法配合下进行。

③ ▶▶▶ 疗效

以第一组穴共治 500 例急性脑血管病患者（包括脑梗死和脑出血），均于急性期治疗，总有效率为 85.0%。其中伴意识障碍 228 例，存活 141 例；深昏迷 53 例，抢救成功 10 例。第二组穴治疗 95 例，基本痊愈 38 例，显著进步 27 例，进步 17 例，无变化 4 例，恶化 9 例。总有效率为 86.3%。

头针

① 取穴

主穴：运动区、感觉区、足运感区。

配穴：肩髃、曲池、外关、环跳、足三里、太冲。

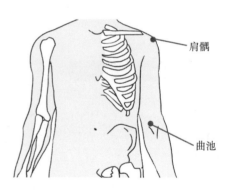

肩髃

曲池

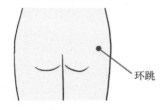

环跳

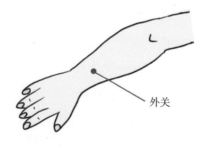

外关

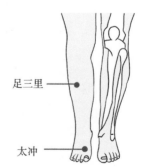

足三里

太冲

② 操作

主穴用头针法，每次选用 2~3 区，均针瘫痪肢体之对侧穴区（足运感区可双侧同用）。在所选定的刺激区域，分开患者头发，常规消毒后，采用 28 号 2.5~3 寸长毫针沿头皮斜刺，依一定方向刺至该区应有的长度。以 240~260r/min 的频率持续捻针 3~5 分钟，最好能使患侧肢体出现麻热感、抽胀感或出汗，留针 15~20 分钟，中间再捻针一次。亦可加用脉冲电刺激，接 G6805 型电针仪，用疏密波，通电 30 分钟。头针法每日 1~2 次，5~7 次为一疗程。疗程间隔 1~2 天。

配穴可用穴位注射法，每次取 2 穴，每穴注药 0.5 升。药物为血栓通（规格为 70 毫克 /2 毫升）。每日 2 次，疗程同上。

③ 疗效

应用此法治病急性脑梗死患者 1507 例，有效率在 93.9% ~98.5%。

在治疗急性脑梗死时，应注意哪些问题？

（1）急性期一般处理与脑出血大致相同。特别要注意控制血压、血糖。降低体温可缩小实验性脑梗死的体积，因此，这也是一项重要措施。

（2）针灸疗法欠佳者，可适当给予脑血管扩张剂及静脉滴注低分子右旋糖酐，亦可用活血化瘀的中药，如丹参注射液等。

（3）尽早开始功能锻炼。从被动活动到主动运动乃至各种功能锻炼。

针
灸

养
生

癫痫

癫痫是一组由神经元突然异常放电引起的短暂大脑功能失调的综合征。脑部兴奋性过高的神经元突然、过度、重复放电，使大脑功能突发性、暂时性紊乱，临床表现为短暂的感觉障碍，肢体抽搐，意识丧失，行为障碍或自主神经功能异常，就是癫痫发作。癫痫发作有大发作、小发作、局限性发作和精神运动性发作等，具有间歇性、短时性和刻板性的共同特点。

现在，在成人或儿童癫痫全身强直一阵痉挛发作的针灸治疗上开展了比较多的深入观察，证明疗效比较好。除此之外，对于预防癫痫发作及减少发作的频次，也有效。在全部的穴位刺激方法中，以穴位埋线应用最为普遍。现在，针灸防治癫痫的总有效率在81%左右。近几年来，随着吸毒的泛起，如果吸毒者突然戒断，也会诱发癫痫，这对针灸治疗提出了新的内容。临床实践证实，针灸既可以有效地将戒毒者的癫痫控制，又有镇静、止瘾的作用，能够实现标本兼治的双重目的。

● **治疗**

体 针

1 ▶▶▶ **取穴**

主穴： 水沟、百会、大椎、筋缩、腰奇、鸠尾。

配穴： 内关、神门、丰隆、太冲、后溪。

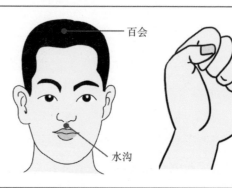

百会

后溪

水沟

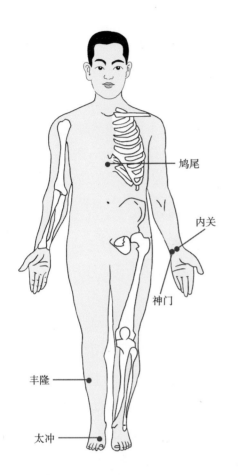

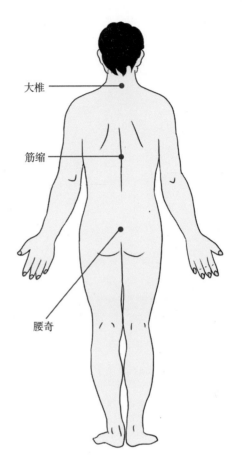

鸠尾

内关

神门

丰隆

太冲

大椎

筋缩

腰奇

---

2 ▶▶▶ 操作

　　以主穴为主，每次取 3~4 穴。据症情酌取配穴 2~3 穴（其中内关穴适用于戒毒后癫痫）。针刺督脉穴时取 26 号 3~5 寸毫针，针刺头面部穴和四肢穴时取 28 号 1.5~2 寸毫针。

　　急性发作，先针水沟、百会。水沟穴向鼻中隔方向斜刺，百会向后平刺，手法为小幅度快速提插。令患者取俯卧位或伏坐位，快速从大椎穴或筋缩穴，刺入皮下，然后放倒针柄呈小于 15° 角的方向沿皮下透刺 2~2.5 寸，每针施行强捻转手法 1 分钟；大椎穴亦可上斜 30° 角进针 1.5 寸左右，当患者有触电感，即退出几分留针。腰奇穴需要选用 3 寸以上毫针，让患者采取侧卧屈膝位，术者将针刺入皮下，顺脊柱（督脉）向上沿皮下刺入 2.5 寸以上，使针感向上传导。然后使患者取仰卧位，鸠尾穴，患者仰卧位，双手抱头，在前正中线剑突下 0.5 寸（烈突不明显者可在胸骨体下端 1 寸处）取穴。治疗前先叩触肝脾位置，确定肝脾下缘在所取穴位的上面。局部经严格消毒后，嘱患者双臂上举或双手抱头以使膈肌上抬。用 26 号毫针，在患者深吸气后进针，针尖微向下斜刺或直刺 2~3 寸，进针后略微转动针体。此时患者可感到局部胀闷，并向上下扩散。禁止大幅度捻转和提插。内关穴，双侧均取，发作时，用强刺激，缓解时用平补平泻法。其余穴位用常规针法。主穴留针 15~30 分钟，中间运针 1~2 次。配穴一般不留针。大椎、腰奇去针后可加拔火罐。每日 1 次或隔日 1 次。

③ ▶▶▶ 疗效

疗效评定标准：近期治愈：癫痫未再发作，脑电图正常，随访 1 年未再复发。显效：发作次数明显减少（频率减少 75% 以上），症状较轻，脑电图好转。有效：发作次数减少（频率减少 50% ~75%），症状减轻。无效：发作次数虽有减少或症状有所减轻，但和治疗前无明显差别、无改善甚至加重者为无效。

穴 位 埋 植

① 取穴

主穴：分四组。①合谷、后溪、内关、足三里。②哑门、大椎、间使、曲池。③鸠尾、腰奇、心俞。④脊中、筋缩。

配穴：大椎、膻中、中脘、丰隆。

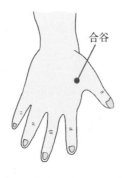
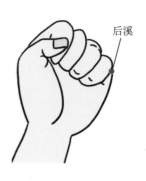

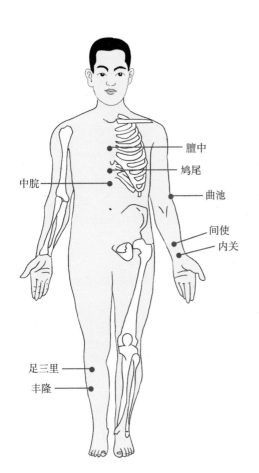

膻中

鸠尾

中脘

曲池

间使

内关

足三里

丰隆

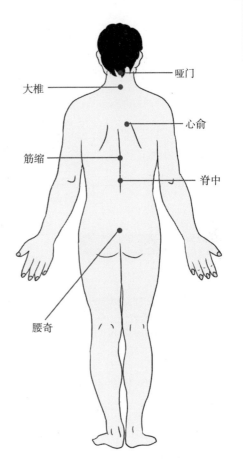

大椎

哑门

筋缩

心俞

脊中

腰奇

② **操作**

可根据临床发作类型选取主穴，以躯体阵挛、强直为主取第一组，以感
觉障碍为主取第二组，以内脏障碍为主取第三组，综合性的取第四组。配穴
据症酌加。前三组用缝合针埋植法：皮肤常规消毒，局麻后，以1~3号铬制
肠线（羊肠线浸泡于安定注射液中1~2小时备用），穿于三角缝合针上，用
持针钳夹持从一侧植入穴位正中适当深度，由另一侧穿出，剪断两侧之肠线，
略提一下皮肤，使线头进入皮内（注意切不可暴露在外，以免引起感染），
盖上无菌敷料。第四组用止血钳埋植法：局麻，在穴旁1.5~2厘米处，沿脊
柱方向纵向切开0.3~0.5厘米，用小号止血钳向左右两侧分离皮下组织深达肌
膜，以钳之弯侧直插穴位深部并按摩1~2分钟，至患者有麻、胀感，取3号
羊肠线3厘米对折（亦可与消毒后的苯妥英钠0.3克一起），埋入穴位深部，

以敷料固定。配穴用 18 号脊髓穿刺针刺入穴位下肌膜层，待有麻胀后抽出针芯，将 2 厘米 3 号肠线推入穴位，盖上消毒敷料，并加以固定。每次选 1 个主穴，1~2 个配穴，间隔 20~30 天，埋线 1 次。

❸ 疗效

以本法共治 1939 例，显效 960 例，有效 918 例，无效 61 例，其总有效率为 96.9%。

头针

❶ ▶▶▶ 取穴

主穴：额中线、顶中线、顶旁 1 线、病灶相应区、癫痫区。

配穴：情感区、感觉区、胸腔区、枕上正中线。

病灶相应区位置：须依照脑电图表现，确定其病灶部位，在相应的头皮区域取穴，常分额、顶、枕、颞等区。

情感区位置：在运动区前，距该区 4.5 厘米的平行线上。

癫痫区位置：风池向内 1 寸再向上 1 寸，在斜方肌尽头处。

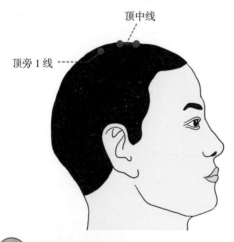
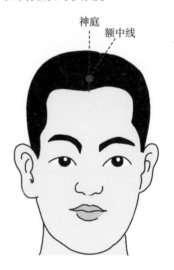

顶中线
顶旁 1 线
神庭
额中线

❷ ▶▶▶ 操作

主穴每次只取一区，根据症状（如精神运动性癫痫加情感区，肢体感觉异常加感觉区等）或疗效情况酌加配穴 1~2 穴。患者端坐，局部常规消毒后取 28 号或 30 号毫针与头皮呈 30° 角快速刺入头皮下，进入帽状腱膜下层后将针体放平，继续捻转进针刺入 1~1.2 寸，快速大幅度捻转 1 分钟，频率 200r/min 以上，留针 30~60 分钟，每隔 10 分钟以同法运针 1 次。亦可接通 G6805 电针仪，密波脉冲频率 50~240r/min，输出量以患者能耐受的强度为宜，时间 15~120 分钟。每日或隔日 1 次。

3 ▶▶▶ 疗效

共治疗 268 例，有效率在 67.7% ~100% 之间。其中 98 例曾做 1~6 年随访，显效 65 例，有效 23 例，总有效率为 89.8%。

针刀加穴位埋线

1 取穴

分两组。①身柱、至阳、脊中、腰阳关、长强。②大椎、足三里、心俞透督俞、肝俞透胆俞、肾俞透气海俞、腰奇、鸠尾、丰隆。

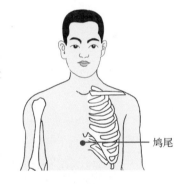

鸠尾

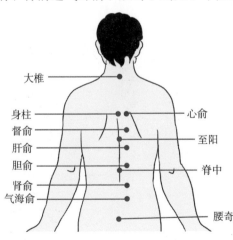

大椎

身柱　　　　心俞
督俞　　　　至阳
肝俞
胆俞　　　　脊中
肾俞
气海俞

腰奇

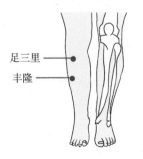

足三里
丰隆

2 操作

第一组用针刀法。采用 1 号 4 型小针刀。身柱、至阳、脊中、腰阳关穴均向上斜刺 0.5~1.0 寸；长强穴紧贴尾骨前面斜刺 0.8~1 寸。治疗时在所取穴

针
灸

养
生

位上用甲紫做标记，局部常规消毒，刀口线与肌肉纵轴平行，在针刀柄上加一定压力，使皮肤形成凹陷，令患者叹气后，加压迅速刺入皮下，待得气后做纵行疏通和横行剥离，再连续顺时针方向旋转针刀 3~5 圈，然后摇大针孔并令患者呼气，同时缓慢挑割肌纤维并逐渐退出针刀。每治疗一个穴位更换一把小针刀。再用 2 号玻璃火罐拔施术处，吸出 1~2 毫升血。消毒后用创可贴固定。每周 1 次，5 次为一疗程。

第二组穴用埋线法。器材：持针器、三角缝针、5 毫升注射器、1 号羊肠线。选穴：第一次大椎、足三里；第二、第三次各用一侧心俞透督俞、肝俞透胆俞、肾俞透气海俞；第四次腰奇、鸠尾；第五次丰隆。

在穴位处用甲紫做标记，常规局部消毒。标记处用 2% 利多卡因做局部麻醉。捏起两针孔之间的皮肤，用持针器夹住带羊肠线的缝针，于一侧局麻点刺入，从对侧穿出，放松皮肤，紧贴皮肤剪断羊肠线，无菌敷料覆盖 3 天。每周治疗 1 次，与针刀疗法同步。

③ 疗效

共治疗 1000 例，经 1~3 个疗程治疗。临床控制：695 例，好转 234 例，无效 71 例，总有效率为 92.9%。

生活中，治疗癫痫的其他措施有哪些？

（1）大发作时，迅速解开其衣衫，使之平卧于空气流通之处，并在上、下齿间垫以纱布以免咬伤舌颊。注意护理，严密观察。

（2）癫痫持续状态甚为急重，应积极配合中西医疗法抢救，包括吸氧、静注抗癫痫药物、消除脑水肿、保持呼吸道通畅等。

（3）针刺治疗期间要避免情志刺激、过度劳累，少食油腻、辛辣食物。

急性阑尾炎

急性阑尾炎为最常见的外科急腹症。其主要的临床表现是持续伴有阵发性加剧的右下腹痛，呕吐恶心，大多数的患者中性粒细胞与白细胞的计数增高。而右下腹阑尾区（麦氏点）具有压痛，这是该病的一个重要的体征。急性阑尾炎通常分为四种类型：急性化脓性阑尾炎、坏疽及穿孔性阑尾炎、阑尾周围脓肿与急性单纯性阑尾炎。

最近还发现，人的阑尾并不是退化器官，它能够分泌出免疫活性物质，阑尾切除的人当中，恶性肿瘤的发病率明显升高。从此意义上来说，对急性阑尾炎使用针灸治疗就具有更加重要的价值了。

● 治疗

1 ▶▶▶ 取穴

主穴：①阑尾、足三里、阿是穴。②膝四、大横。

配穴：恶心呕吐加上脘、内关，发热加曲池、尺泽，腹胀加大肠俞、次髎。

阑尾穴位置：足三里穴下约2寸处。

阿是穴位置：系右下腹压痛最明显点（麦氏点）（下同）。

膝四穴位置：右髌骨外缘上4寸。

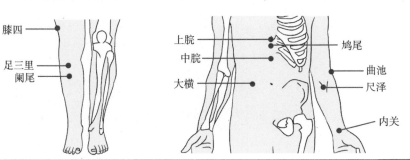

2 ▶▶▶ 操作

任取一组主穴。一般仅取主穴，每次取 2~3 穴。如某些症状明显，酌加 1~2 个配穴。操作上，第一组穴，以 28 号 1.5 寸毫针直刺至得气，均以大幅度捻转结合提插之泻法，行强刺激 1~2 分钟后留针。第二组穴，先令患者仰卧屈膝，以 28 号 2 寸毫针直刺膝四穴，快速进针，深度以得气为度，采用拇指向后、食（示）

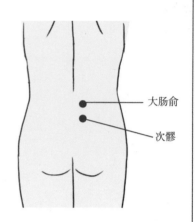

大肠俞

次髎

指向前捻转手法，使其针感沿大腿向上传导，以过腹股沟到小腹为佳。大横穴，可沿腹向下呈 45° 角斜刺，以拇指向前，食（示）指向后捻转之法，促使针感向下传导至腹股沟，使两侧针感相接。配穴，除尺泽以三棱针刺血外，余穴针法同第一组穴。上述穴位均留针 30 分钟，每隔 10 分钟捻转 1 次。每日 1~2 次。留针 30~60 分钟，隔 5~10 分钟运针 1 次。亦可得气后接通 G6805 型电针仪，选择波型为连续波，输出频率为 80~120r/min，亦可用疏密波，电流强度以患者能耐受为度。每日针 1~2 次，5 天为一疗程。

3 ▶▶▶ 疗效

疗效评定标准：痊愈：经治疗腹痛症状消失，阳性体征（右下腹阑尾点固定压痛）完全消失。好转：经 1~2 个疗程治疗，腹痛症状基本消失或偶有腹痛，阳性体征明显好转，右下腹阑尾点基本消失或仅有轻度压痛。无效：经 1~2 个疗程治疗，腹痛症状及阳性体征（右下腹阑尾点固定压痛）部分好转或无好转而转外科手术治疗。

以上法为主治疗急性单纯性阑尾炎和轻型化脓性阑尾炎，平均有效率在 85%~90%。其中急性阑尾炎患者 942 例，按上述标准评定，治愈 783 例，好转 64 例，无效 95 例，总有效率为 89.9%。曾对用上法治疗的 461 例患者的远期疗效进行随访（随访 19~21 年），未行手术率为 38.9%，未复发率为 31.4%，表明针灸治疗的远期疗效也较巩固。

穴位注射

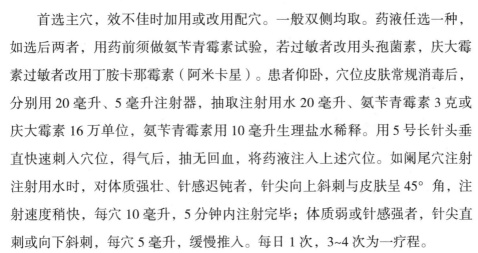

足三里
阑尾

1 取穴

主穴：阑尾。

配穴：阿是穴、足三里。

2 操作

药液：注射用水，氨苄青霉素、庆大霉素。

首选主穴，效不佳时加用或改用配穴。一般双侧均取。药液任选一种，如选后两者，用药前须做氨苄青霉素试验，若过敏者改用头孢菌素，庆大霉素过敏者改用丁胺卡那霉素（阿米卡星）。患者仰卧，穴位皮肤常规消毒后，分别用 20 毫升、5 毫升注射器，抽取注射用水 20 毫升、氨苄青霉素 3 克或庆大霉素 16 万单位，氨苄青霉素用 10 毫升生理盐水稀释。用 5 号长针头垂直快速刺入穴位，得气后，抽无回血，将药液注入上述穴位。如阑尾穴注射注射用水时，对体质强壮、针感迟钝者，针尖向上斜刺与皮肤呈 45° 角，注射速度稍快，每穴 10 毫升，5 分钟内注射完毕；体质弱或针感强者，针尖直刺或向下斜刺，每穴 5 毫升，缓慢推入。每日 1 次，3~4 次为一疗程。

3 疗效

以上法共治 187 例，通过一疗程治疗，痊愈 147 例，显效 21 例，好转 16 例，无效 3 例，总有效率约为 98.4%。随访 1~5 年未见复发。

拔罐

1 ▶▶▶ 取穴

主穴：分两组。①神阙、膈俞。②大横、阿是穴。

配穴：中脘、阑尾。

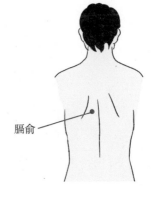

膈俞

针灸
养生

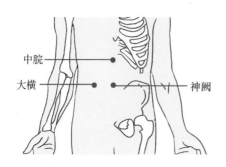

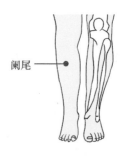

② ▶▶▶ 操作

每次取一组主穴，阑尾取双侧，余取右侧。令患者先取仰卧位，针刺配穴，每次选 2~3 穴，得气后用强刺激泻法，留针 30 分钟。留针期间，每隔 10~15 分钟捻转提插一次。取针后，取第一组穴时可嘱患者转成坐位，用皮肤针弹刺主穴，至局部潮红并轻度出血，之后在神阙穴吸拔大罐，膈俞穴左右分别吸拔中罐。取第二组穴，可保持卧位，均用三棱针快速点刺 5~10 下后，立即拔大号罐。均留罐 15~20 分钟，以局部皮肤呈深红色为宜。上述方法，根据症情，每日治疗 1~2 次。不计疗程。

③ ▶▶▶ 疗效

共治疗 96 例，总有效率为 93.5% ~100%。

治疗急性阑尾炎的其他措施有哪些？

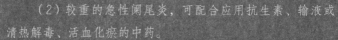

（1）应卧床休息。根据病情给予流质或半流质。

（2）较重的急性阑尾炎，可配合应用抗生素、输液或清热解毒、活血化瘀的中药。

（3）手术治疗指征：①急性梗阻性阑尾炎，临床表现腹痛严重或呕吐剧烈者；②急性坏疽性阑尾炎全身中毒症状重者；③急性阑尾炎合并腹膜炎，一般情况差，中毒症状重者。

骨折

骨折指的是骨的连续性或是完整性发生断裂的一种疾病。其主要的临床表现是：骨折部具有局限性疼痛与压痛，局部肿胀与具有瘀斑出现，肢体的功能完全或是部分丧失，完全性骨折尚可具有肢体畸形和异常活动出现。骨折分成开放性骨折与闭合性骨折两类。后者指的是骨折的地方的皮肤与黏膜完整，不与外界相通。针灸主要是用于闭合性骨折。

骨折愈合为一个复杂而且高度有序的生物学修复过程，此过程受到局部或是全身的诸多因素的影响与调节，且5%~10%的骨折是由于各种原因发生不愈合或是延期愈合。所以，如何促进骨折的愈合、缩短骨折的愈合周期、使得医疗资源得到节约等，一直为骨科研究领域的热点问题。近些年来，大量的临床与实验研究均已经证明针灸具有良好的促进骨折愈合的作用。并且发现，针灸的调节作用在整个骨折的愈合的过程当中贯穿着，但是以骨折的中、后期为著。临床的大量观察也已经证实针灸能够促进骨折的愈合，针灸的作用包括使肿胀消除、加快骨痂的生长、缩短愈合的过程及改善骨折愈合之后畸形等方面。此外，针刺还被使用在骨折复位过程当中进行镇痛。

⬤ **治疗**

电针

1 ▶▶▶ 取穴

主穴：阿是穴，尺桡骨骨折选曲池、合谷，股骨骨折选血海、髀关，胫腓骨骨折选足三里、解溪。

配穴：分两组。①内关、合谷、阳陵泉、太溪。②三阴交、肾俞、肝俞、脾俞。

针
灸

养
生

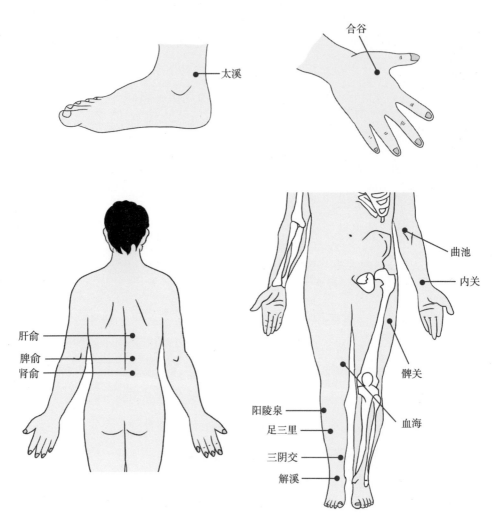

阿是穴位置：骨折中心，即断端之间。

2 ▶▶▶ 操作

　　主穴，每次均取阿是穴，尚可交替选用骨折上下端穴位之一；配穴，一般急性期用第一组穴，交替选用腱侧 2 穴（每次各取一上肢穴和一下肢穴）。骨折迟缓愈合，取第二组。针刺深度以刺入有阻力为止。阳陵泉或三阴交用平补平泻手法，得气后患侧接 G6805—1 型治疗仪。其余穴得气后，接通直流电针仪。局部穴位，骨折中心即阿是穴接负极，余穴接正极；全身配穴，上肢接正极，下肢接负极。电流量 20~40 微安，或以患者有针感，电流强度尽量加大至患者能耐受的刺激量、肌肉明显收缩为度，连续波，频率 120~180r/min。每次 30 分钟。局部肿胀处，以消毒三棱针直刺血肿处达骨膜下为度。每日 1 次，6 次为一疗程。疗程间隔 1 天。

3 ▶▶▶ 疗效

以上法共治 208 例，其中新鲜骨折者 54 例，骨折临床愈合时间较国内公认的中西医结合治疗的时间缩短 15~22 天。其中 52 例，痊愈 31 例，显效 12 例，有效 7 例，无效 2 例，总有效率为 96.2%。另有 24 例，关节附近骨折处肿胀，用刺血法。结果消肿迅速、愈合良好者 20 例，血肿未消 2 例，关节伸屈活动受限 2 例，总有效率为 83.3%。

1 取穴

主穴：大杼、膈俞、肾俞、阿是穴。

配穴：股骨骨折配环跳、髀关、阴市、血海，小腿骨折配足三里、阳陵泉、悬钟、太冲。

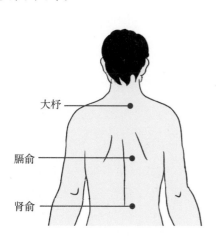

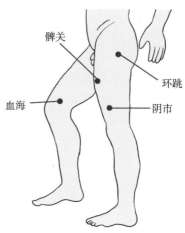

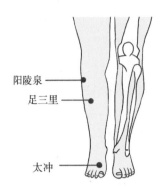

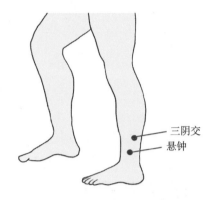

阳陵泉

足三里

太冲

三阴交

悬钟

❷ 操作

　　主穴均取，配穴据不同部位骨折而加，取患侧。阿是穴仅以艾灸，采用中药接骨艾条（在纯艾中加入麝香、乳香、没药、川芎、羌活等混合粉末制成），每次灸 20 分钟，早期用泻法，中后期用补法。大杼、膈俞、肾俞，先针刺，斜刺至得气，中等强度刺激，每次留针 30 分钟。取针后艾炷隔姜灸 3~5 壮。配穴均针刺，采用指切押刺进针法，于夹板缝隙进针，得气后，早期用泻法，中后期用补法。刺激数分钟，取 2 个超越骨折断端的穴位，通以电针仪，连续波，频率为 3~4 赫兹，电流强度，早期刺激宜轻，中后期刺激宜重。每日 1 次，10 次为一疗程，间隔 1 天，继续治疗。

❸ 疗效

　　疗效标准：临床愈合：局部无压痛及纵向叩击痛，局部无反常活动，X 线片检查显示骨折线模糊，有连续性骨痂通过骨折线；外固定解除后伤肢能满足以下要求：上肢能向前平举 1000 克重量达 1 分钟，下肢能不扶拐在平地连续步行 3 分钟并不少于 30 步，连续观察 2 周骨折不变形。有效：患部有重压痛，有纵轴叩击痛，无异常活动；X 线片检查显示骨折断端已有中等量骨痂生长，但尚无明显的骨痂桥形成，骨折线模糊。无效：患部仍有压痛，纵轴叩击痛，有异常活动，X 线片检查显示骨折断端无明显骨痂生长，骨折线清晰可见。

　　对 198 例患者进行治疗（其中 49 例单纯艾灸），结果表明在骨折愈合上，无论骨痂强度、骨痂生长情况及下床情况，治疗组明显优于对照组。如其中

80 例，临床痊愈 49 例，显效 6 例，有效 25 例，有效率为 100%；对照组（中药治疗）有效率为 76.0%。

体针

1 ▶▶▶ 取穴

主穴：阿是穴、曲池、合谷、手三里。

配穴：足三里、阳溪、阳池、阳谷、后溪、内关、外关。

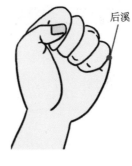

后溪

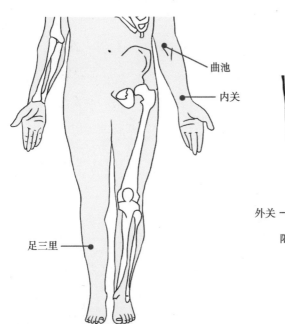

曲池

内关

足三里

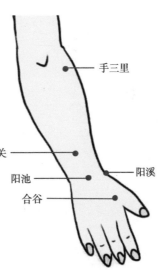

手三里

外关

阳池

合谷

阳溪

2 ▶▶▶ 操作

主穴为主，加取配穴，双侧。随症加减。每次取 2~4 穴。患者取坐或卧位，穴位皮肤常规消毒。先针阿是穴，用 1.5~2 寸不锈钢毫针与皮肤呈 30° 角进针。针尖朝骨折端进针 1~1.5 寸（骨折端上下各一针），直达骨膜为度，早期不捻转，不求针感。然后针配穴，用 2~2.5 寸不锈钢毫针直刺。其中合谷透后溪、外关透内关，用提插捻转泻法，直刺 1.5~2 寸。损伤在 24 小时后可加 TDP（神灯）照射。骨折 10 天内每日 1 次，骨折 10 天后，隔日针 1 次。另外，骨折 10 天内可配合敷贴活血药膏（由䗪虫、虎杖、黄柏等 7 味中药组成），10 天为一疗程，4 疗程为一阶段。

3 ▶▶▶ 疗效

本法主要用于桡骨远端与第五跖骨基底部急性骨折。

疗效评定标准：显效：腕关节及背侧肿胀疼痛消失，腕关节及前臂活动如常；X 线片显示骨折两端出现花边状骨膜增生影，或密度不均匀的少量骨痂桥形成，骨折线模糊，但仍不见骨小梁结构。好转：肿胀疼痛明显减轻，腕关节及前臂活动基本正常；X 线片显示骨折端未见明显骨膜反应或骨痂生成。无效：连续治疗 2 个疗程，症状无改善。

共治疗 66 例患者。经比较，在消肿止痛及骨折愈合上，针刺组均较服中药或自愈组显著为优。其中 26 例克氏骨折患者，经治疗后按上述标准评价，21 例显效，5 例有效，总有效率为 100%。

针灸 养生

在用针灸法治疗骨折时，有哪些注意事项？

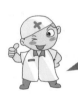

（1）针灸治疗应在骨折复位和固定的基础上进行，即所有病例先按照治疗骨折的基本原则进行整复、固定或牵引。经处理后患者骨折断端的对位要达到 1/2 以上，对线要达到轴线对合好。复位时间原则上越早越好。

（2）在治疗过程中，宜尽早进行练功活动。

（3）可配合运用内服和外敷中西药物。

毒 蛇咬伤

毒蛇咬伤，指的是毒蛇咬人的时候将毒液注入人体之后所出现的一系列症状。毒蛇咬伤之后，皮肤会留下深而且成对的点状齿痕，局部的伤口常常会有水泡、肿胀或是出血状况，并且伴有不同程度的疼痛或麻木感。其全身的症状则因为毒蛇的毒素、种类等不同而异。神经毒类：局部的伤口具有痛痒感，并且向上发展，会有淋巴结肿大与压痛出现，并且伴有头晕嗜睡、视物模糊、牙关紧闭、语言不清、流涎昏迷乃至窒息死亡。血循毒类：咬伤的局部会明显肿胀以及剧痛，皮肤会发黑、水泡、出血，淋巴结会发炎，全身会高热寒战，肌肉疼痛，心悸烦躁，血尿便血，甚至神昏谵语，循环衰竭。混合毒类则可能会同时有上述两类症状出现。

● 治疗

综合法（之一）

1 ▶▶▶ 取穴

主穴：八邪、八风、膻中。

配穴：张口困难加合谷。颈项强痛加风池、大椎，呼吸麻痹加气海。

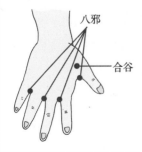

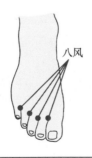

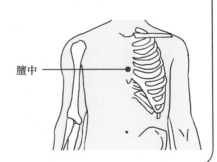

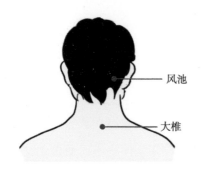

风池

大椎

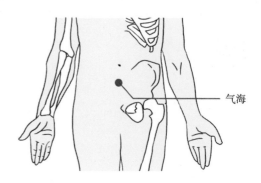

气海

② ▶▶▶ 操作

　　为中药、西药及针灸综合治疗。早期，针刺八邪、八风，穿刺扩创排毒，并行高位结扎，用1%高锰酸钾溶液冲洗伤口。膻中穴以0.15~0.3克麝香敷贴，以膏药固定。隔1周更换1次。据症取配穴，行针刺法，平补平泻，留针20~30分钟。

　　同时内服：①季得胜蛇药10片/日4次，首次加倍口服。10周为一疗程。②蛇伤解毒汤：半边莲、银花、白花蛇舌草各30克，白菊花、白芷、生地、六一散（包）各15克。赤芍、蚤休各10克，生大黄（后下）12克，玄明粉（分冲）3克，新鲜带籽车前草2株。另外配合对症治疗。

③ ▶▶▶ 疗效

　　疗效评定标准：显效：局部、全身中毒症状全部消失，血、尿、便常规各项化验正常，心电图正常。有效：中毒症状基本消失，实验室检查大致正常。无效：症状虽有好转，实验室检查不正常。

　　本法主要用于蝮蛇咬伤。共治503例，治愈491例，无效12例（死亡8例），总有效率为97.6%。

综合法（之二）

① 取穴

主穴：阿是穴。

配穴：曲池、内关、外关、神门、八邪、足三里、阳陵泉、水泉、三阴交、太冲、大敦、八风。

阿是穴位置：咬伤部位。

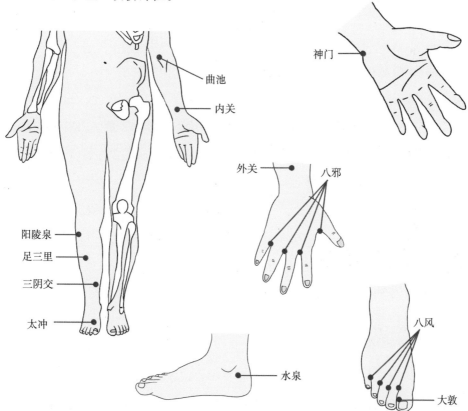

曲池

内关

神门

外关　　八邪

阳陵泉

足三里

三阴交

太冲

水泉

八风

大敦

针
灸
养
生

② 操作

　　主穴先取，为防止蛇毒素扩散引起局部组织坏死及全身中毒症状，必须严格清创。可就地取用净水或生理盐水或高锰酸钾液（1：5000）清洗伤口，同时取三棱针沿蛇牙痕分别向近心端、远心端挑开皮肤 0.5~1 厘米，深达皮下即可，再用火罐或吸引管吸出阿是穴（伤口）内的残留物。在清除毒源的前提下，再视病情不同给予下述治疗。

取全部配穴，可采用针刺之法。针刺得气后，手法以泻为主，不留针，每天 1 次，必要时可 2~3 次。亦可配合穴位注射，取穴同针灸，取黄芪、丹参注射液 2~4 毫升，每次 2~8 穴，每穴 0.5~1 毫升，每天 1 次。常规消毒进针后有酸胀的感觉而回抽无血时可缓慢注射。

中药：半边莲 20 克，清木香、菊花、白芷、大黄、法半夏各 10 克，赤芍、金银花各 15 克，甘草 3 克，煎服，每天 2 次；也可用于伤口冲洗及伤口四周外敷。

西药：抗蝮蛇毒血清 6000 单位，加入 5% 葡萄糖注射液 250 毫升静脉滴注，每分钟 60 滴左右，用药前皮试阴性方可使用。并予对症治疗。

③ 疗效

共治毒蛇伤 416 例，经中医综合疗法治疗，显效 271 例，占 65%，其余患者经抗蝮蛇毒血清治疗后全部显效，无死亡及转院病例。疗程 2~14 天，平均 6 天。终止治疗 1 个月至 12 年后随访，复查无异常，无一例有后遗症。

拔罐

① ▶▶▶ 取穴

主穴：阿是穴。

配穴：上肢加四缝，下肢加八风，心律失常加外关透内关。

阿是穴位置：咬伤区及瘀血、肿胀明显区域。

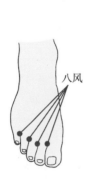
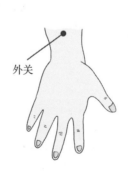
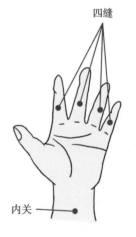

2 ▶▶▶ 操作

令患者先抬高患肢，避免走动，以防毒液吸收。然后在阿是穴，迅速以三棱针点刺，点刺至出血渗液为宜。再根据咬伤部位选择合适的罐具，用贴棉法或用真空拔罐器吸拔。吸拔30分钟。注意：有血性大水泡，立即刺破排出毒液，伤口感染者宜配合外科治疗。若咬伤时间超过2小时或出现心律失常时，加配穴针刺，其中四缝、八风以粗毫针点刺出血；外关穴，快速进针，向内关方向针刺1~1.5寸，行提插捻转泻法，留针20分钟，每隔5分钟运针1次。点刺或针刺在出针后，应用消毒棉球压迫针眼数分钟，以预防咬伤后蛇毒所致的出血不止。伴有并发症及全身症状严重者，均酌情给以输液、蛇药及抗感染治疗。刺络拔罐之法，每日2次，3天为一疗程。

3 ▶▶▶ 疗效

疗效评定标准：治愈：局部与全身症状全部消失，无任何不适。显效：局部与全身症状基本消失，但仍觉乏力。有效：局部与全身状明显减轻。无效：治疗前后症状无改善。

以上法共治144例，治愈111例，显效23例，有效4例，无效6例。总有效率为95.8%。发现本疗法对神经毒类中毒效果较好，混合毒类中毒效果尚可，以血液毒类中毒效果为差。且以在咬伤半小时至3小时内就诊疗效最佳，治愈率达100%。另有26例毒蛇伤后并发心律失常患者，全部有效。最长的3天内恢复心律正常。

注意事项

（1）有时蛇咬伤难以区别有毒无毒，应均按毒蛇处理，要分秒必争。不论是否采用针灸疗法，有条件的均应及时足量静脉注入抗蛇毒血清。

（2）在针灸治疗同时，应积极配合中西医药物与手段。

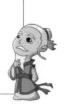

急性功能性子宫出血

　　功能性子宫出血，是一种生殖内分泌疾病，又称为功能失调性子宫出血，简称为功血。其中急性功能性子宫出血，属于妇科常见急症。其临床表现是月经的周期紊乱，经血量多，其势如崩，像排尿一样流出，而且可能伴有血块。患者具有不同程度的贫血，全身以及妇科检查大多没能发现明显的器质性病变。

● 治疗

> **1** ▶▶▶ 取穴

主穴：百会、关元、次髎、隐白。
配穴：三阴交、足三里、血海、地机。

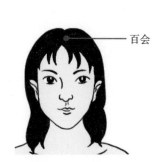

百会

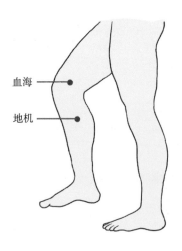

血海

地机

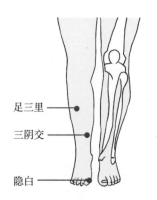

足三里

三阴交

隐白

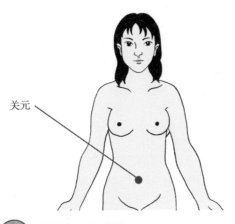

关元

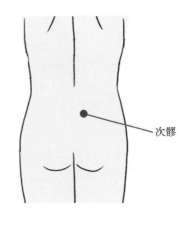

次髎

2 ▶▶▶ 操作

　　主穴用于急性出血期，配穴可用于恢复期。百会穴以 2 寸毫针向后平刺入 1.5 寸，小幅度运针 30 秒，再以拇指向前快速进针 0.1~0.2 寸，使头顶有热感为佳。继针次髎，用 3 寸毫针深刺进骶孔，以轻搓针法，使针感扩散至小腹和会阴部，不留针。再以 2.5~3 寸毫针从关元进针，以 15°~30° 角刺入向下透中极，以捻转法使针感向会阴放散。隐白穴用 0.5 寸毫针，用半刺法（参阅《针灸技法精选》）。上述穴位（除次髎穴）均留针 20 分钟。地机、血海宜直刺进针 1~1.5 寸深，均采用提插加小捻转手法，运针 1~2 分钟留针 10 分钟，再提至皮下沿脾经线路向下刺 1 寸后用胶布固定，留针 1 天。足三里、三阴交穴用常规针法，施平补平泻法，均留针 15~30 分钟。亦可用灸法。每日 1 次，7 次为一疗程。

3 ▶▶▶ 疗效

　　以本法治疗 239 例。总有效率为 90.1% ~95.4%。

穴 位 注 射

1 取穴

　　主穴：关元俞、胃俞、三阴交、脾俞。

　　配穴：子宫、肾俞、内关。

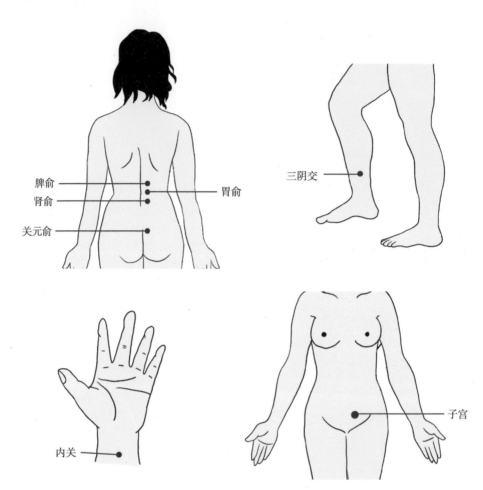

脾俞
肾俞
关元俞
胃俞
三阴交
内关
子宫

②　操作

药液：血见愁注射液、三七当归注射液、红花当归注射液。

以主穴为主，酌加配穴，每次取两对为宜。上述药液，任选一种。以2~5毫升注射器配 5 号齿科注射针头，深刺得气后，略退 1~2 分，每穴分别推入 0.5~1.0 毫升药液。每日 1 次，2~5 天为一疗程。

③　疗效

用本法治疗各种原因的子宫出血 496 例（25 例配合药物），总有效率为96.2%。

艾 灸

1 ▶▶▶ 取穴

分两组。①大敦、隐白。②关元。

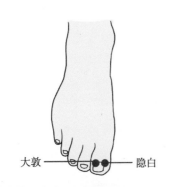

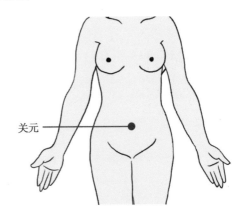

大敦　　　　隐白　　　　关元

2 ▶▶▶ 操作

第一组，每次取 1~2 穴。用麦粒壮做直接灸，每次灸 5~7 壮，为无瘢痕灸。第二组穴为隔姜面饼灸：姜面饼制备：生姜 60 克捣烂与适量面粉调和成约 1.5 厘米厚，直径较艾绒球大 3 厘米的圆饼，先将姜面饼置于关元穴上（穴上宜先铺 0.5 厘米厚卫生纸或绵纸），取艾绒 30 克捏紧呈锥形状，置于面饼正中点燃，约灸 30 分钟。第一组穴每日 1 次，第二组穴隔 5 天 1 次。

3 ▶▶▶ 疗效

共治 134 例，临床痊愈及显效 82 例，有效 45 例，无效 7 例，其总有效率为 94.8%。

穴 位 激 光 照 射

1 取穴

主穴：关元、肾俞、三阴交、气海、百会、命门、归来、足三里。

配穴：太冲、肝俞、脾俞、中极、神门、心俞、大赫。

针灸 养生

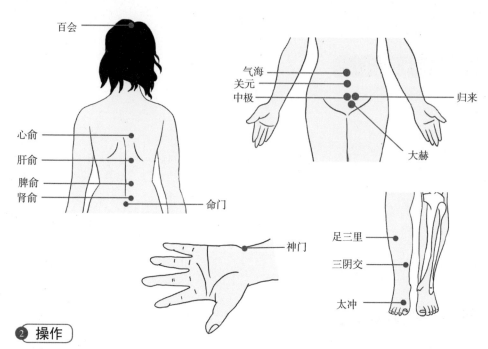

百会

气海
关元
中极

归来

大赫

心俞
肝俞
脾俞
肾俞

命门

神门

足三里
三阴交

太冲

2 操作

将主配穴分成两组，每组 4~6 个穴位，治疗时患者取坐位或卧位。采用氦—氖激光治疗仪，波长 632.8 纳米，输出功率在 2~30 毫瓦内调节，光斑直径 2 毫米，功率密度 32~318 毫瓦 / 平方厘米。激光光纤头与穴区垂直进行接触性照射治疗，每穴 5~10 分钟。每日 1 次，两组穴位交替应用，5~10 天为一疗程。

3 疗效

共治 124 例，痊愈 104 例，有效 18 例，无效 2 例，总有效率为 98.4%。其中 78 例，每年随访 1 次，最长者 5 年，64 例痊愈，13 例有效，1 例无效。

在用针灸法治疗急性功能性子宫出血时，应注意哪些事项？

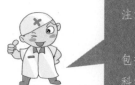

（1）出血期间应避免精神紧张、过度劳累及剧烈运动，注意休息和营养。

（2）如针灸疗效不明显，应配合或改用其他中西医疗法，包括止血措施，调节月经周期，恢复排卵功能，甚或采用外科或放射治疗。

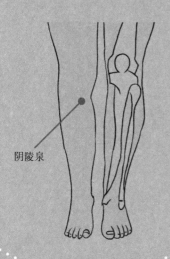

阴陵泉

第八章 痛症治疗

痛症主要是因为身体受到某些伤害、外感六淫之邪、内伤七情或饮食不节等因素导致，同时脏腑气机不畅、气滞血瘀同样也会导致某一部位出现不同程度的痛症。临床上，痛症主要表现为头痛、心痛、胁痛腹痛等。

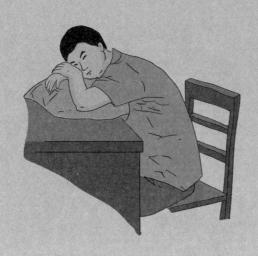

偏头痛

偏头痛是一种神经血管疾病，以一侧或双侧反复发作的搏动性头痛为特点，发病时头痛剧烈，常伴有恶心、呕吐、畏光、畏声等自主神经症状。

中医经络学说认为，偏头痛为少阳经头痛，与少阳经经气不畅，气血失调相关。所以针灸治疗选用少阳经穴位为主，以疏调少阳经气血。丝竹空、率谷、风池均为少阳经在头部的重要穴位，太阳虽不是少阳经穴位，但是在少阳经循行区域内，与风池相配合，又称"头四关穴"，可以开窍、活血、止痛，是治疗头部疾患的要穴。

● 治痛主穴

① 丝竹空

[取穴] 丝竹空。

[针法] 向率谷方向平刺 1~1.5寸，得气后施捻转泻法 1 分钟，留针30 分钟，其间每 10 分钟行针 1 次，每日 1 次。

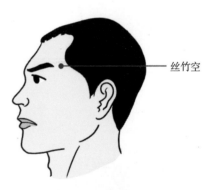

丝竹空

② 率 谷

[取穴] 在侧头部，耳尖直上入发际 1.5 寸。

[针法] 向丝竹空方向平刺 1~1.5寸，得气后施捻转泻法 1 分钟，留针30 分钟，其间每 10 分钟行针 1 次，每日 1 次。

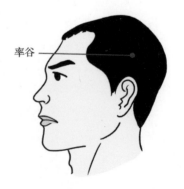

率谷

③ 太 阳

［取穴］在颞部，眉梢与目外眦之间，向后约一横指处。

［针法］斜刺或平刺 0.5~0.8 寸，得气后施捻转泻法 1 分钟，留针 30 分钟，每日 1 次。

④ 风 池

［取穴］项后两条大筋陷窝中。

［针法］针尖略微向下，向鼻尖方向斜刺 0.5~1 寸，或平刺，得气后施捻转泻法 1 分钟，留针 30 分钟，其间每 10 分钟行针 1 次，每日 1 次。

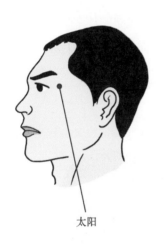

太阳

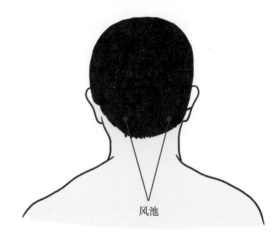

风池

注意事项

（1）多休息，做适度运动；保持精神舒畅；避风寒；忌烟酒。

（2）多吃姜及含天然纤维的谷类、豆类、蔬菜、水果，少吃味精、辛辣刺激性食物。

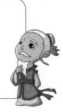

三 叉神经痛

三叉神经痛为面部的三叉神经的 3 个感觉支分布区所出现的剧烈疼痛，疼痛大多是由于上眼眶、上下唇、鼻翼等地方开始向外放射，伴有针刺、烧灼或是撕裂样感，每次持续仅仅数秒至 1~2 分钟，可频繁发作。面部肌肉常常因为疼痛而呈现痉挛状，同时可能会伴有局部的皮肤潮红、鼻涕、流泪以及唾液分泌增加。

中医学认为，三叉神经痛属于面痛的范畴，可由风寒、风热之邪侵袭面部，导致面部经络不畅，气滞血瘀而发。额、面、下颌部主要是手阳明大肠经、足阳明胃经循行的区域，所以针刺主要以上述两条经脉临近取穴为主，以发挥其祛寒清热、疏通面部经络气血的作用，达到通则不痛的治疗效果。

● 治痛主穴

① 攒 竹

[定位] 在面部，于眉头陷中，眶上切迹处。

[针法] 沿眉平刺 0.5~0.8 寸，得气后施捻转泻法 1 分钟，以患者耐受为度，留针 30 分钟，其间每 10 分钟行针 1 次，每日 1 次。

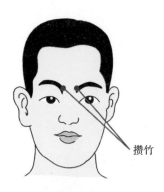

攒竹

② 四 白

[取穴] 在面部，瞳孔直下，当眶下孔凹陷处。

[针法] 直刺或微向上斜刺 0.3~0.5 寸，直接刺入卵圆孔，留针 30 分钟，每日 1 次。

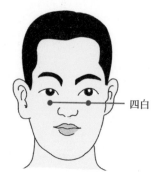

四白

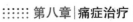

③ 颊 车

［取穴］咀嚼时咬肌隆起，按之凹陷处。

［针法］直刺 0.4~0.5 寸，或向地仓方向斜刺 0.5~0.7 寸，得气后施捻转泻法 1 分钟，以患者耐受为度，留针 30 分钟，其间每 10 分钟行针 1 次，每日 1 次。

④ 下 关

［定位］在面部耳前，于颧弓与下颌切迹所形成的凹陷处。

［针法］直刺 0.3~0.5 寸，得气后施捻转泻法 1 分钟，以患者耐受为度，留针 30 分钟，其间每 10 分钟行针 1 次，每日 1 次。

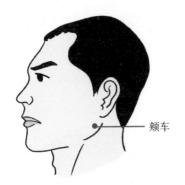
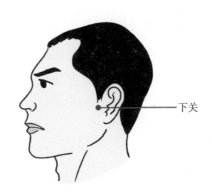

颊车

下关

> 针灸
> 养生

三叉神经痛患者在日常生活中要注意哪些问题？

（1）作息规律，保证足够的睡眠，避免过度劳累；保持心情舒畅，切忌激动、生气。

（2）洗脸、刷牙等动作要轻慢，尽量避免刺激扳击点而诱发疼痛。寒冷天注意保暖，避免冷风直接刺激面部。

（3）宜进食较软的食物，因咀嚼诱发疼痛的患者，则要进食流食，切忌吃油炸、刺激性、热性食物及海鲜产品等。

眼痛

眼痛指的是因为各种原因所引起的眼部疼痛，是头面疾病当所常见的症状之一，可由于眼部自身发生病变所引起，比如青光眼等，也可能因其他原因所导致，比如鼻窦炎、带状疱疹、用眼过度、屈光不正、偏头痛、颞动脉炎等。

青光眼为眼内压调整功能发生了障碍使得眼压异常升高，对视功能造成影响，眼痛为其常见的症状之一。

中医学认为，眼内气血瘀滞、脉道闭塞使房水循环不良是青光眼的病因。针灸有通经脉，促进眼睛周围血液循环的效果。针灸眼睛周围的穴位，能疏通眼周经络之气，使气血运行通畅，改善房水循环。加用肝经原穴太冲，有清肝明目的功效，进而达到降眼压的目的。

● 治痛主穴

① 睛 明

[定位]在面部，目内眦角稍上方凹陷处。

[针法]嘱患者闭目，一手将其眼球推向外侧固定，针沿眼眶边缘缓缓刺入 0.3~0.5 寸，以得气为度，不能大幅度提插捻转。留针 30 分钟，每日 1 次。

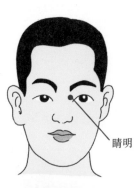

睛明

② 瞳子髎

[定位]在面部，目外眦旁，当眶外缘处。

[针法]平刺 0.3~0.5 寸，得气后施小幅度捻转泻法 1 分钟，以患者耐受为度。留针 30 分钟，其间每 10 分钟行针 1 次，每日 1 次。

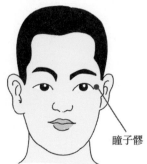

瞳子髎

3 **四 白**

［定位］在面部，瞳孔之下，当眶下孔凹陷处。

［针法］直刺 0.3~0.5 寸，行针以得气为度，留针 30 分钟，每日 1 次。

4 **太 冲**

［定位］在足背侧，第 1、2 跖骨结合部之前凹陷处。

［针法］直刺 0.5~0.8 寸，得气后施提插、捻转泻法 1 分钟，以患者耐受为度。留针 30 分钟，其间每 10 分钟行针 1 次，每日 1 次。

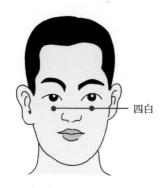

四白

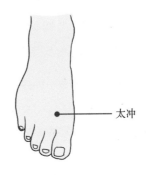

太冲

注意事项

（1）注意用眼卫生，切忌过度用眼。

（2）积极治疗原发病。

（3）注意作息规律，避免劳心劳神，保持心境的平和，以免使眼压升高。

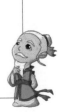

肩周炎痛

肩周炎痛指的是由于肩关节周围的肌腱、肌肉、关节囊、滑囊等软组织慢性无菌性炎症及其肩关节粘连之后，活动过大进而所引起的疼痛。患有此类病之后，患者的肩部功能会受限，当肩关节活动的时候就会有剧烈的疼痛产生，因此肩周炎又被称作"冻结肩"。肩周炎的发病和年龄相关，在50岁左右的人群中好发，因此也叫作"五十肩"。

中医学称肩周炎为"漏肩风"，并认为其发病与体虚、劳伤、风寒湿邪及筋骨损伤有关。该病累及的经脉主要有阳明经、少阳经和太阳经，治疗时应取本经腧穴为主。肩髃、肩髎作为肩部最重要的两个大穴是必取的；而条口和承山是治疗肩周炎的经验效穴，所以在这里也是必不可少的。取此四穴，既可疏通局部，又能兼顾整体，事半功倍，针到痛除。

● 治痛主穴

❶ 肩 髃

［定位］在肩部，三角肌上，臂外展或向前平伸时，肩峰前下方凹陷处。

［取穴］上臂外展平举，肩关节部即可出现两个凹窝，前面一个凹窝中即为本穴。

［针法］快速直刺，得气后施捻转泻法1分钟，留针30分钟，其间每10分钟行针1次，每日1次或隔日1次。

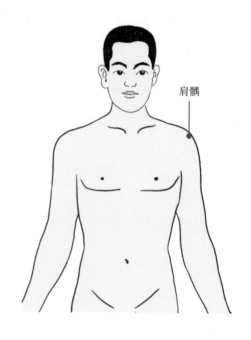

肩髃

❷ 肩　髎

［定位］在肩部，肩髃后方，当肩关节外展时于肩峰后下方呈现凹陷处。

［取穴］上臂外展平举，肩关节部即可出现两个凹窝，后面一个凹窝即是本穴。

［针法］快速直刺，得气后施捻转泻法 1 分钟，留针 30 分钟，其间每 10 分钟行针 1 次，每日 1 次或隔日 1 次。

❸ 条　口

［定位］在小腿前外侧，当犊鼻下 8 寸，距胫骨前缘一横指。

［针法］快速刺入，得气后施捻转泻法 1 分钟，留针 30 分钟，其间每 10 分钟行针 1 次，每日 1 次或隔日 1 次。

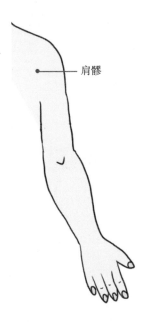

肩髎

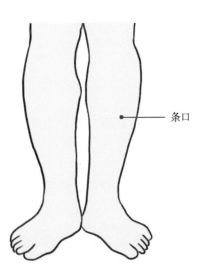

条口

〉针
〉灸

〉养
〉生

❹ 承　山

[定位]在小腿后面正中，当伸直小腿或足跟上提时腓肠肌肌腹下出现尖角凹陷处。

[取穴]下肢伸直，足趾挺而向上，其腓肠肌部出现人字陷纹，于其尖下取穴。

[针法]快速刺入，得气后施捻转泻法1分钟，留针30分钟，其间每10分钟行针1次，每日1次或隔日1次。

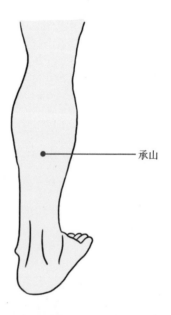

承山

肩周炎患者在日常生活中应注意哪些问题？

（1）患处注意保暖。

（2）多做爬墙、梳头等动作，增加肩关节活动，以防粘连加重。

（3）多做局部肌肉的按摩，预防肌肉萎缩。

背痛

　　背痛也常常称作腰背痛，是一种常见的临床症状，通常是因为劳损或是外伤所导致的背部肌肉酸痛不适，此症状通常和腰痛伴随着发生。背痛也可能由一些脊柱疾病、妇科疾病诱发，所以背痛的时候应当注意查找原因，进行全面治疗，从而使疗效得以增强。

　　中医学认为疼痛的原因有两点：一是不通则痛；二是不荣则痛。如果气血不通，或气血亏虚都可导致疼痛。针刺能够疏经通络，调畅气血运行，对于缓解疼痛有很好的疗效。夹脊穴的分布紧邻神经根，针刺该穴可调节神经功能；委中穴是治疗腰背痛的经验要穴；选择阿是穴是基于"以痛为腧"的理论，即选取最痛的部位为针刺穴位。以上穴位对腰痛治疗均有重要作用。

　　运动可增加肌肉的柔软度与关节的灵活度，也可增强肌肉的强度和耐力，进而增进全身的气血循环，缓解身心压力。运动也有助于预防肌肉酸痛，是治疗腰酸背痛最主要的方法。目前最好的轻量运动是太极、气功和游泳。

● 治痛主穴

① 夹 脊

　　[定位] 第 1 胸椎至第 5 腰椎棘突下旁开 0.5 寸，一侧 17 个穴，左右共 34 穴。

　　[取穴] 选取与背痛部位相邻近的夹脊穴。

　　[针法] 直刺进针 0.5~1 寸，捻转得气后留针 30 分钟，每日 1 次或隔日 1 次。

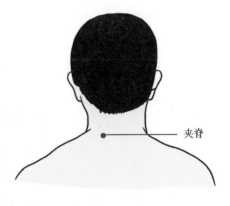

夹脊

针
灸

养
生

② 委 中

[定位] 在膝关节后方，腘横纹中点处。

[取穴] 针刺该穴位时应避开穴位所在部位的浅表静脉。

[针法] 直刺进针 1~1.5 寸，可以施提插捻转手法得气。留针 30 分钟，每日 1 次或隔日 1 次。

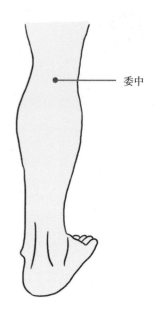

委中

③ 阿是穴

[取穴] 选取背痛最明显的区域或痛点即为阿是穴。

[针法] 快速刺入，得气后施捻转泻法 1 分钟，留针 30 分钟，其间每 10 分钟行针 1 次，每日 1 次或隔日 1 次。

注意事项

（1）避免搬重物时用力过度。

（2）及时治疗原发病。

（3）保持正确的坐姿和站姿，避免长时间使用电脑。

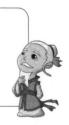

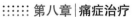

风湿痛

在医学上，风湿痛指的是关节及周围的软组织因不明原因所导致的慢性疼痛。风湿性疾病则指的是一大类病因各不相同，但是共同的表现是累及关节及其周围的软组织，包括韧带、滑囊、筋膜、肌肉的疾病。中医学上属于痹证一类，指的是风、寒、湿邪结合对人体造成侵袭所导致的病症。

风池，顾名思义为主管驱散风邪的穴位，风为百病之长，对于风湿患者来说，祛风散邪，风池是一个非常重要的穴位。而血海和阴陵泉均是在足太阴脾经上面的穴位，其主要的作用是健脾除湿。命门是督脉穴位，补益此穴可以激发肾之阳气，帮助身体驱散寒湿之邪气。阿是穴可在局部疏通气血，有直捣黄龙之意。诸穴配合治疗风湿，祛风除湿散寒，益气健脾，共同缓解疼痛。

针
灸

养
生

● 治痛主穴

1 风 池

[定位]与风府相平，胸锁乳突肌与斜方肌上端之间的凹陷处。

[针法]针尖微下，向鼻尖方向斜刺 0.5~0.8 寸，或平刺透风府穴。此处留针 30 分钟，少行针。

风池

注：此穴位位置靠近延髓，故针刺时方向和深度都要注意，并且尽量少提插捻转。

2 血 海

[定位]屈膝，髌骨内缘上 2 寸，当股四头肌内侧头的隆起处。

[取穴]患者屈膝，医者以左手掌心按于患者右膝髌骨上缘，第 2 至第 5 指向上伸直，拇指约呈 45°角斜置，拇指尖下是穴。对侧取法仿此。

[针法]直刺 1~1.5 寸。针用泻法，此处可以先行针 1 分钟后留针 30 分钟，其间每 10 分钟行针 1 次，隔日 1 次。

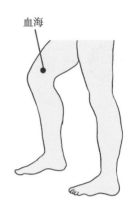

血海

③ 阴陵泉

[定位]在小腿内侧，当胫骨内侧髁下方凹陷处。

[针法]直刺 1~2 寸。针用泻法，此处可以先行针 1 分钟后留针 30 分钟，其间每 10 分钟行针 1 次，隔日 1 次。

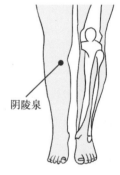

阴陵泉

④ 命 门

[定位]在腰部，当后正中线上，第 2 腰椎棘突下凹陷中。

[针法]向上斜刺 0.5~1 寸，针用补法，行针 1 分钟后留针 30 分钟，其间行针 1 次。如果患者出现全身怕冷，疾病冬日加重时，可在此穴行温针法。

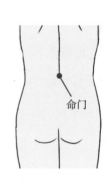

命门

⑤ 阿是穴

[针法]快速刺入，得气后施捻转泻法 1 分钟，留针 30 分钟，其间每 10 分钟行针 1 次，隔日 1 次。

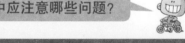

风湿痛患者在日常生活中应注意哪些问题？

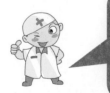

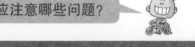

（1）患者应避风寒，注意保暖，根据天气变化及时加减衣物。

（2）饮食要有营养，改善体质。

（3）适当锻炼，增加自身的抵抗力。

痛风

痛风指的是嘌呤的新陈代谢发生紊乱，尿酸（嘌呤的氧化代谢产物）的排出减少或是合成增加，导致高尿酸血症，当血尿酸的浓度偏高的时候，尿酸在关节、软组织、软骨与肾脏中以钠盐的形式进行沉积，使得组织引起异物炎性反应，就称为痛风。其主要的表现是局部红肿热痛，好发在耳郭、脚趾关节等处，有痛风石，是一种现代常见的"富贵病"。

痛风从病机上讲，是因为患者喜食肥甘厚腻或者嗜酒而导致湿热蕴结，痰湿阻滞于局部而发病，所以在治疗上首先要考虑化痰除湿清热，曲池、内庭都是阳明经脉上的穴位，阳明为多气多血之经，故湿热必泻其气血。而丰隆、阴陵泉为化痰除湿的要穴，丰隆又为胃经的络穴，可以通络止痛。阿是穴有局部的疏通经络的作用。

● 治痛主穴

① 曲 池

［定位］在肘外侧，屈肘，当尺泽与肱骨外上髁连线中点。

［针法］直刺 0.5~1 寸，针用泻法。先行针 1 分钟后，留针 30 分钟，每 10 分钟行针 1 次，每次约 1 分钟，隔日 1 次。

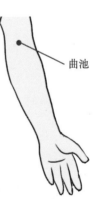

曲池

① 丰 隆

［定位］在小腿前外侧，当外踝尖上 8 寸，条口外 1 寸，距胫骨前缘二横指（中指）。

［针法］直刺 1~1.5 寸，针用泻法。先行针 1 分钟后，留针 30 分钟，每 10 分钟行针 1 次，每次约 1 分钟，隔日 1 次。

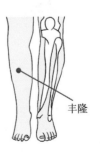

丰隆

〉针
〉灸
〉养
〉生

③ 内　庭

［定位］在足背第 2、3 趾间趾蹼缘后方赤白肉际处。

［针法］直刺或斜刺 0.5~0.8 寸，针用泻法，但是提插捻转的幅度不应过大，因局部皮肤比较薄，所以行针应当轻盈避免给患者带来疼痛感。此处可留针 30 分钟。隔日 1 次。

④ 阴陵泉

［定位］在小腿内侧，当胫骨内侧髁后下方凹陷处。

［针法］直刺 1~2 寸。针用泻法，此处可以先行针 1 分钟后留针 30 分钟，其间每 10 分钟行针 1 次，隔日 1 次。

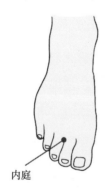

内庭

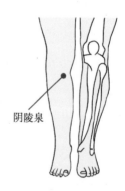

阴陵泉

⑤ 阿是穴

［针法］快速刺入，得气后施捻转泻法 1 分钟，留针 30 分钟，其间每 10 分钟行针 1 次，隔日 1 次。

注意事项

（1）饮食方面特别重要，应当尽量不吃含有嘌呤类的食物。酒、海鲜类饮食要限制摄入，对影响尿酸排泄的药物要少用或禁用。

（2）多喝水，能够促进尿酸的排泄。

（3）注意保持劳逸结合，应当避免过度劳累、精神紧张。

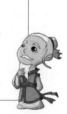

妇女产后痛、周身痛

产后身痛也称"产后关节痛"，指的是妇女在产褥期间出现的肢体酸痛、麻木等症状。经脉失养、产后血虚是其发病的主要机制，也伴有因为肾虚而所导致胞脉失养者。产后卫气不顾，多虚，容易着凉感染风寒，也可以造成在表的经脉气血不畅进而出现身痛。

妇女产后气血均虚，并且多有瘀血停留体内，因产后体虚，不能卫外，在治疗上以补益气血、活血化瘀、祛风固表为法。选中极穴能够疏通子宫局部的经脉气血，起到活血化瘀的作用，而气海补气，足三里健脾补血，风池散风固表，诸穴同用恰好针对了产后身体疼痛的病机。

● 治痛主穴

① 中 极

［定位］在下腹部，前正中线上，当脐中下 4 寸。

［取穴］若是剖宫产者，应避开局部的手术切口进针，针刺前严格消毒。

［针法］直刺 1~1.5 寸，针用平补平泻法，先行针 1 分钟后留针 30 分钟，其间可以行针 2 次。每日 1 次或者隔日 1 次。

② 气 海

［定位］在下腹部，前正中线上，当脐中下 1.5 寸。

［针法］直刺 1~1.5 寸，针用平补平泻法，先行针 1 分钟后留针 30 分钟，其间可以行针 2 次。每日 1 次或者隔日 1 次。

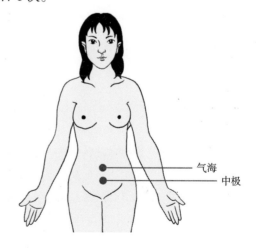

气海
中极

> 针
> 灸
>
> 养
> 生

③ 风 池

　　[定位] 在项部，当枕骨之下，与风府相平，胸锁乳突肌与斜方肌上端之间的凹陷处。

　　[取穴] 此穴位置靠近延髓，故针刺时方向和深度都要注意，并且尽量少提插捻转。

　　[针法] 针尖微下，向鼻尖方向斜刺 0.5~0.8 寸，或平刺透风府穴。此处留针 30 分钟，少行针。

④ 足三里

　　[定位] 在小腿前外侧，当犊鼻下 3 寸，距胫骨前缘一横指（中指）。

　　[针法] 直刺 1~2 寸，针用补法，进针后行针 1 分钟，留针 30 分钟，其间可以行针 2 次，每次 1~2 分钟。隔日 1 次。也可以在局部进行灸法，每日 1 次。

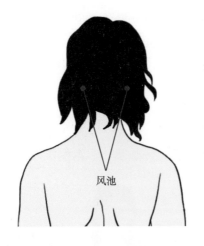

风池

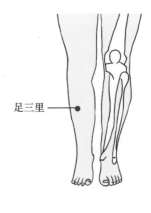

足三里

产后妇女要怎样做才能避免患妇女产后痛、周身痛？

（1）产后应当注意保暖，避免受到风寒邪气感染。
（2）要以清淡营养的饮食为主，可与清补的药膳进行配合。
（3）为了使损耗的气血能够得到恢复，要保持足够的休息。

慢性肿瘤痛

机体在各种致癌因素的作用之下，使得局部组织的某一个细胞在基因水平上失去对其生长的正常调控，从而导致其克隆性异常增生，进而所形成的新生物称为肿瘤。对机体具有较小影响的为良性肿瘤，其主要的表现是阻塞症状与局部压迫；恶性肿瘤对机体的影响严重，由于其分化的不成熟，生长比较快，浸润导致器官的功能与结构造成破坏，并且可能发生转移。恶性肿瘤除了可能会引起和以上所说的良性肿瘤相似的阻塞症状与局部压迫之外，还可能引起顽固性疼痛、发热。

针
灸

养
生

肿瘤疼痛主要是因为肿瘤组织侵蚀局部的机体组织，破坏到局部神经血管，导致局部瘀血，气血不通，不通则痛。故选择手少阴心经上的神门，安心神而止痛。局部阿是穴疏通气血，使气血畅通，可以缓解疼痛。太冲是足厥阴肝经上的穴位，此穴位有良好的疏肝理气，调气止痛的作用。肿瘤患者一般在精神上负担较重，此穴位一举两得，一为疏肝，一为止痛。太溪是足少阴肾经上的穴位，施用平补平泻法可以调理肾之阴阳，激发肾气而固全身之根本，增加肿瘤患者自身的正气。

● 治痛主穴

① 神 门

[定位]在腕部，腕横纹尺侧端，尺侧腕屈肌腱的桡侧凹陷中。

[针法]直刺0.3~0.5寸，针用平补平泻法，针刺得气后留针30分钟，其间行针1次，每日1次或者隔日1次。

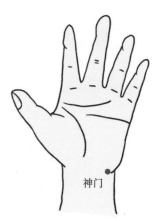

神门

249

2 阿是穴

〔针法〕局部疼痛处为阿是穴。

〔针法〕快速刺入，得气后施捻转泻法1分钟，留针30分钟，其间每10分钟行针1次，每日1次或隔日1次。

3 太冲

〔定位〕在足背第1、2跖骨结合部之前，凹陷处。

〔针法〕直刺0.5~0.8寸，针可用平补平泻法，快速刺入后先行针1分钟，留针30分钟，其间可以行针2次，每次1分钟，每日1次或隔日1次。

4 太溪

〔定位〕当内踝尖与跟腱后缘连线的中点。

〔针法〕直刺0.5~0.8寸，针灸用平补平泻法。针刺得气后留针30分钟，每10分钟行针1次，约1分钟。每日1次或者隔日1次。

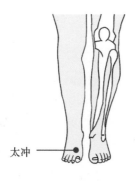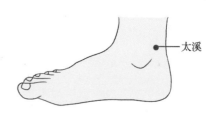

太冲

太溪

注意事项

（1）局部疼痛处的阿是穴，在进行针灸的时候，如果是在肿瘤所在的部位，不宜直接刺激肿瘤，应该避开肿物，在其周围下针；不宜针刺过深而碰及内部的肿瘤。每日1次或隔日1次。

（2）患者应当将思想包袱丢下，保持心态的平静。

（3）在饮食方面，忌食用牛肉、羊肉、海鲜、香菜等发物与热性食物，要以营养、清淡的为主。